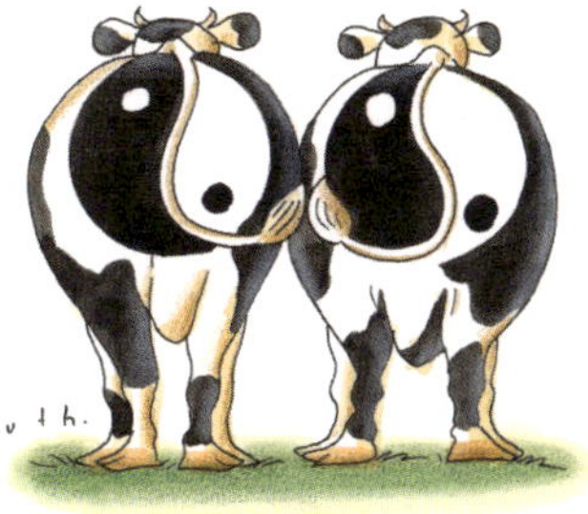

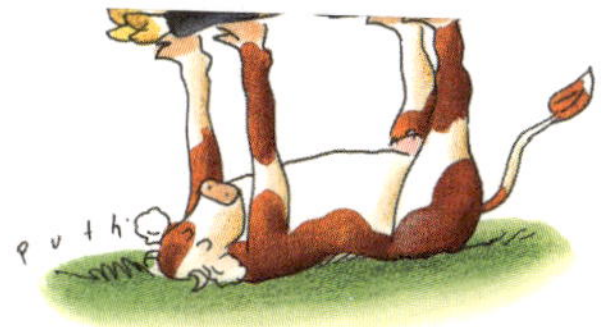

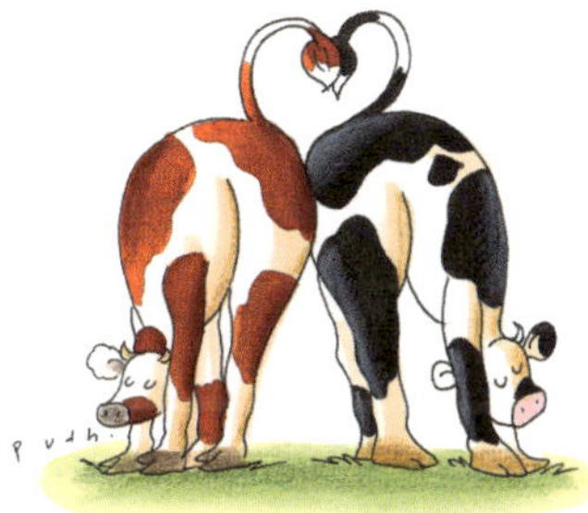

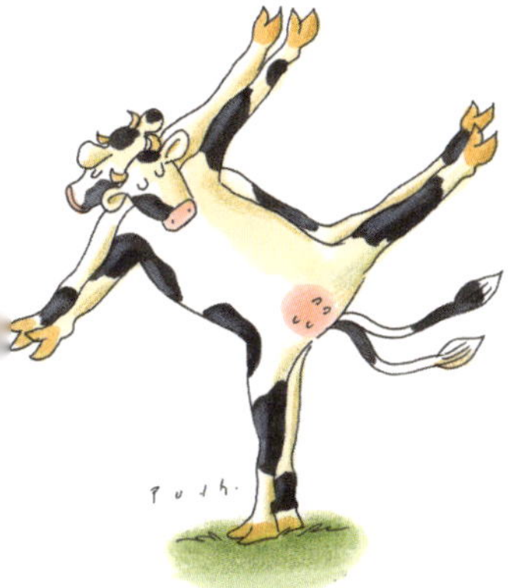

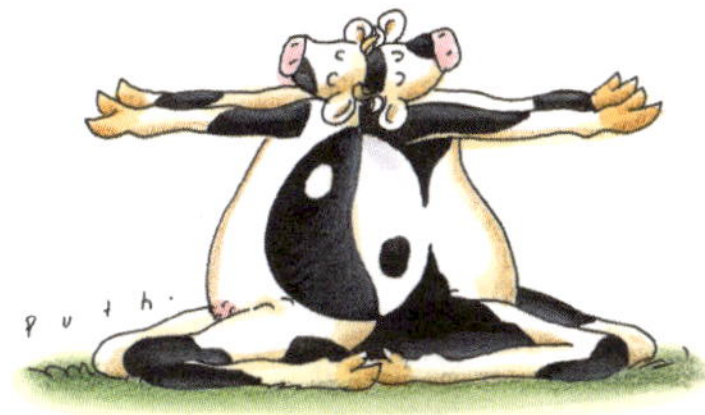

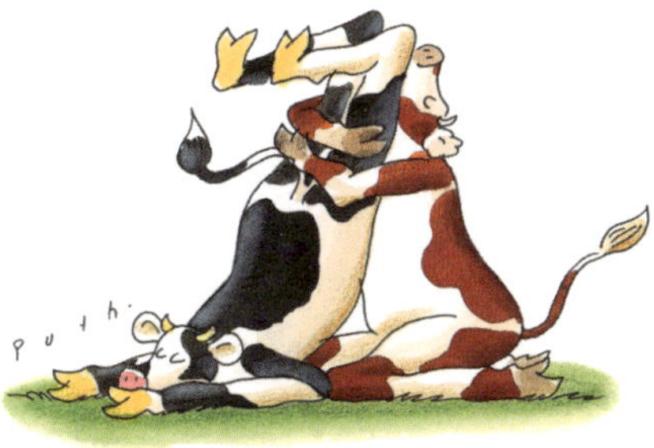

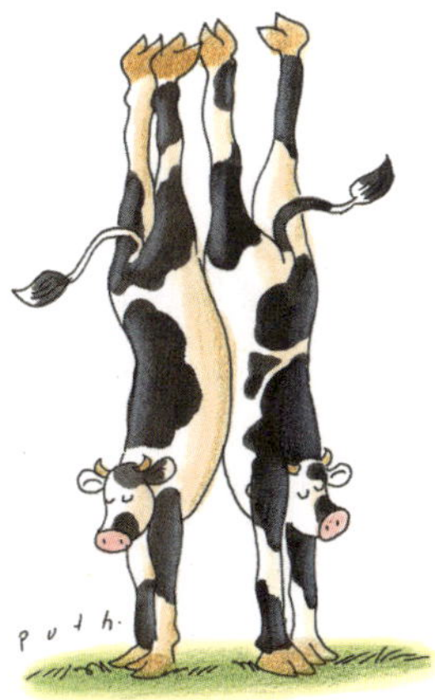

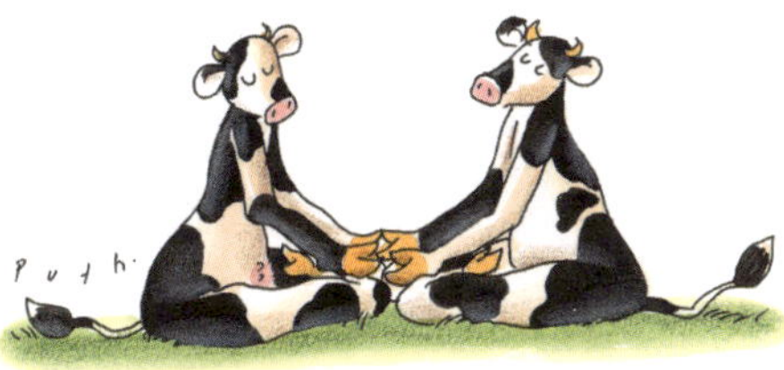

1 2 3 4 10 09

Umschlaggestaltung: Christiane Hahn
unter Verwendung mehrerer Zeichnungen von Klaus Puth
Layout und Satz: Susanne Reeh
Druck und Bindung: Druckerei Uhl, Radolfzell am Bodensee
ISBN 978-3-8218-6049-7

Eichborn Verlag, Kaiserstraße 66, 60329 Frankfurt am Main
Mehr Informationen zu Büchern und Hörbüchern aus dem Eichborn Verlag finden Sie unter www.eichborn.de

Klaus Puth

Alles Liebe mit den Yoga-Kühen

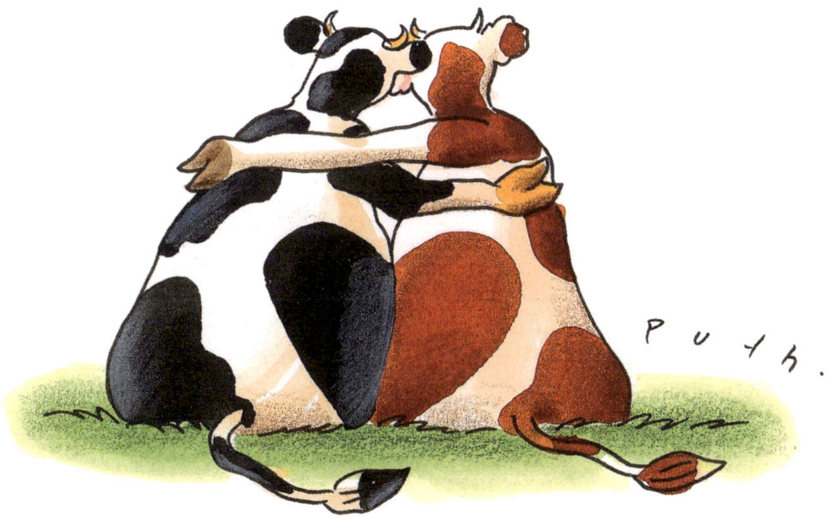

Eichborn

Vorwort

Linda ist wütend.
Mitten auf unserer schönen Weide steht sie, mit hochrotem Kopf, die Augen blutunterlaufen, und schnaubt empört durch die Nase.
»Das glaub ich jetzt nicht!«
Es ist ein herrlicher Frühlingstag, eine schon warme Sonne scheint auf das sprießende Grün. Die ersten Maiglöckchen zeigen sich und wir hätten allen Grund den Tag zu genießen und uns des Lebens zu freuen.
Aber Linda ist wütend. Wütend und empört.
Hilde schaut fragend zu mir rüber: »Was ist los?«
Ich zucke die Schultern.
»Heute Morgen im Stall war alles noch in Ordnung.«
Ratlos stehen wir herum. Niemand achtet auf den ersten Schmetterling, der noch etwas unbeholfen über die Wiese flattert. Keiner hat Lust vom frischen Gras zu probieren.
Gundl wird es schließlich zu viel : »OK, Linda, du bist sauer,« sagt sie und ihre Stimme klingt, als rede sie mit einem Kleinkind.
»Sehn wir. Haben wir begriffen. Dürfen wir jetzt netterweise auch den Grund erfahren?«
Linda öffnet den Mund, schließt ihn wieder, schnaubt und fixiert Gundl.
»Es ist nicht zu fassen!«
»Was bitteschön ist nicht zu fassen?«
»N e l l i – m a c h t – e s – m i t – E r i c h !«

Mildred, die bisher unbeteiligt dabei stand, gibt einen gurgelnden Laut von sich.
Gundl läßt sich auf den Rücken fallen und bekommt einen Lachkrampf.
Elsi, Hilde und ich schauen uns ungläubig an.
»Oooch neee!« sagt Elsi gedehnt.
Hilde sagt nichts. Sie wendet den Kopf und schaut über die ganze Wiese, dreht sich in alle Richtungen, guckt mich dann an und macht große erstaunte Augen .
»Wo ist sie eigentlich?«

Jetzt schreien wieder wie immer – wenn etwas außergewöhnliches passiert – alle durcheinander.
Und wirklich, Nelli, die klügste und überlegendste von uns allen, unsere Super-Nelli !
Sie ist weg!
»Nelli, wo ist Nelli?« rufen Linda und Gundl wie aus einem Mund und es klingt beinahe verzweifelt.
»Es wird ihr doch nichts passiert sein.« In Mildreds Stimme schwingt Panik .
»Jetzt fangt nicht gleich an zu flennen,« sage ich

und versuche ein bisschen Ruhe in das Durcheinander zu bringen. »Sie wird sich verspätet haben und kommt gleich. Fragen wir lieber mal Linda, wie sie auf so einen Blödsinn kommt: Nelli und Erich!«

Jetzt ist Linda beleidigt.
»Sie hat es mir selbst gesagt«, faucht sie mich an, »heute morgen im Stall. Geht ihr schon mal vor, hat sie gesagt, Erich und ich, wir machen jetzt … wir probieren jetzt noch was aus … Erich war begeistert und wir haben uns …wir haben …«
Dann versagt ihr die Stimme, der Rest ist nicht mehr zu verstehen.
»Wie? Und dann hast du gesehen , dass …!?«
»Nein! Hab ich nicht!« Linda ist fast den Tränen nahe. »Sie hat's mir nur gesagt, aber das …«

»Da kommt sie ja!«
Hilde deutet in Richtung des alten Apfelbaumes. Und bei allem Ärger und aller Verwirrung sind wir jetzt alle doch wieder ein bisschen erleichtert.

Kurz darauf steht Nelli unter uns. »Guten Morgen«, ruft sie gut gelaunt und als sie unsere Gesichter sieht, zieht sie fragend die Augenbrauen hoch. »Alles in Ordnung bei euch?«

»Schon«, brummt Elsi und mahlt verlegen mit dem Unterkiefer, »Wir haben nur gedacht … vielmehr Linda hat gedacht oder gesagt …«

»Wo ist Erich?« faucht Linda dazwischen und starrt Nelli wütend an.
»Erich? Wieso? Der kommt gleich, nehm ich an. Der macht sich nur noch ein bisschen frisch und …«
»Ein bisschen frisch!« echot Gundl. »Erich macht sich ein bisschen frisch! Nach all der Morgengymnastik muss sich der Herr natürlich erstmal ein bisschen frisch machen, wie?«
Nelli hat noch immer nicht begriffen: »Ja sicher, was ist daran nicht in Ordnung, schließlich …«
»Achtung, er kommt!« ruft Mildred und alle Köpfe drehen sich wie auf Kommando in eine Richtung.

Am Rande unserer Weide erscheint der Bauer. Hinter ihm, an einem lockeren Seil, trottet gemütlich unser Erich.
»Der sieht ja heute so friedlich aus«, bemerkt Gundl.
»Entspannt sieht er aus, Gundl, entspannt«, korrigiert Linda ironisch, »Kein Wunder! Immerhin …«

»Alles klar, ihr Schlauberger!« Jetzt hat Nelli begriffen. Sie setzt ihr grimmiges Gesicht auf und blickt von einem zum anderen.
»Ich habe heute morgen, als die meisten von euch schon unterwegs waren, mit Erich etwas ausprobiert …«
»Aber hallo!«
»… etwas a u s p r o b i e r t! Und leider«, dabei

schaut sie Linda streng in die Augen, »unserer Freundin Linda voreilig davon erzählt.«
Linda schluckt verlegen: »Naja, das klang wie, als ob, … als wenn … Ach ich weiß auch nicht!«
Jetzt ist Nelli wieder ganz die Alte.
»Womit haben wir uns denn die letzten Monate so intensiv beschäftigt?« fragt sie und es klingt schon wieder etwas versöhnlich.
»Mit Yoga?« sagt Mildred.
»Genau! Und ihr wisst doch sehr gut, dass ich mir immer wieder mal was neues für euch ausdenke, oder? Also: diesen herrlichen Frühlingstag leiten wir ein mit Yoga zu zweit oder anders gesagt: Partneryoga. Erich war so nett mir bei den ersten Versuchen zu helfen. Alles absolut harmlos und es macht Riesenspaß!«
Wir gucken uns entgeistert an.
»Absolut harmlos?« Linda ist noch immer skeptisch. »Na ja! Wir kennen doch unseren Erich.«
Nelli lächelt geduldig. »Ihr werdet sehen. Ich zeige euch die ersten Übungen und dann …«
Mildred hat schon wieder weiter gedacht.
»Soll das heißen, dass ich dann immer mit Erich …?« fragt sie entsetzt.
»Logo,« grinst Elsi, »Erich und du im, äh doppelten Melkschemel, Erich unten und du …«
»Halt! Nein!« Jetzt schüttelt Nelli lachend den Kopf.
»Erich als einziger Partner wäre mit uns allen wohl ziemlich überfordert.«
Schallendes Gelächter hallt über die Weide. Das Objekt unseres Spottes starrt verständnislos über den Zaun.
»Wie haben wir uns das denn vorzustellen?« fragt Gundl, als es etwas ruhiger geworden ist.
»Ihr seid zu sechst,« sagt Nelli, »jeder sucht sich einen Partner. Ich zeige Euch die einzelnen Übungen und korrigiere Euch dann. Los geht's!«

Elsi gesellt sich zu mir.
Und natürlich hat Nelli mal wieder recht.
Die Partnerübungen sind was ganz Neues, es kostet etwas Mühe, macht aber viel Spaß.

Als wir am Abend zurück auf den Hof trotten, stößt Nelli mich von der Seite an:
»Und? Haben wir uns alle wieder lieb?«
»Nelli, du bist ein Genie«, lache ich, »aber sag mal: Hat eigentlich der Bauer noch nie was gemerkt von unseren Aktivitäten?«
Nelli wiegt den Kopf. »Nicht, dass ich wüsste. Vielleicht wundert er sich manchmal über unsere entspannten Gesichter, wenn wir abends nach Hause kommen. – Aber ich will dir was anderes verraten«, und dabei zwinkert mir Nelli schelmisch zu, »neulich hab ich ihn beobachtet, wie er im Hof den Morgengruß ausprobiert hat. Bisschen wacklig zwar, aber gar nicht schlecht für den Anfang.«

Im 7. Himmel schweben

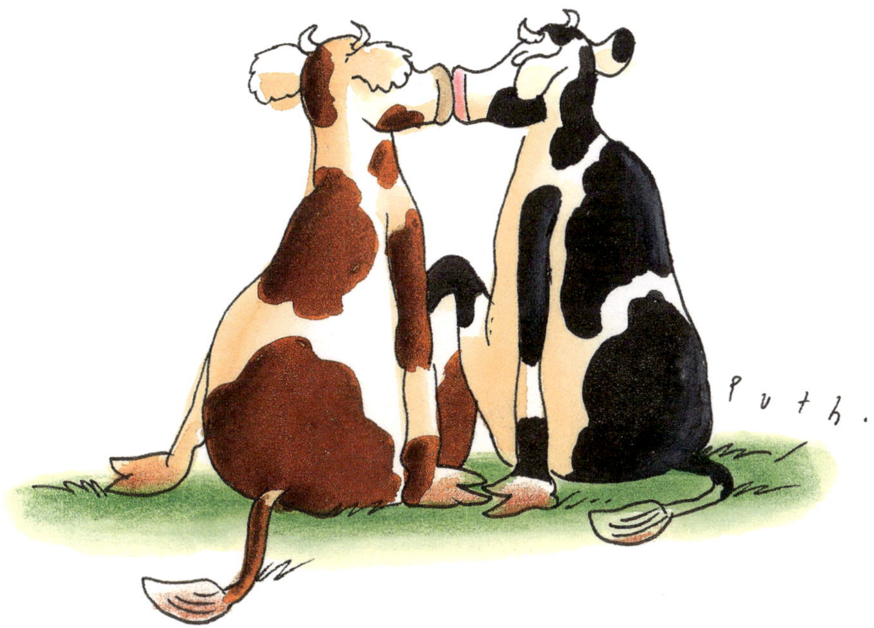

Die Nähe suchen

Den Partner
erwarten

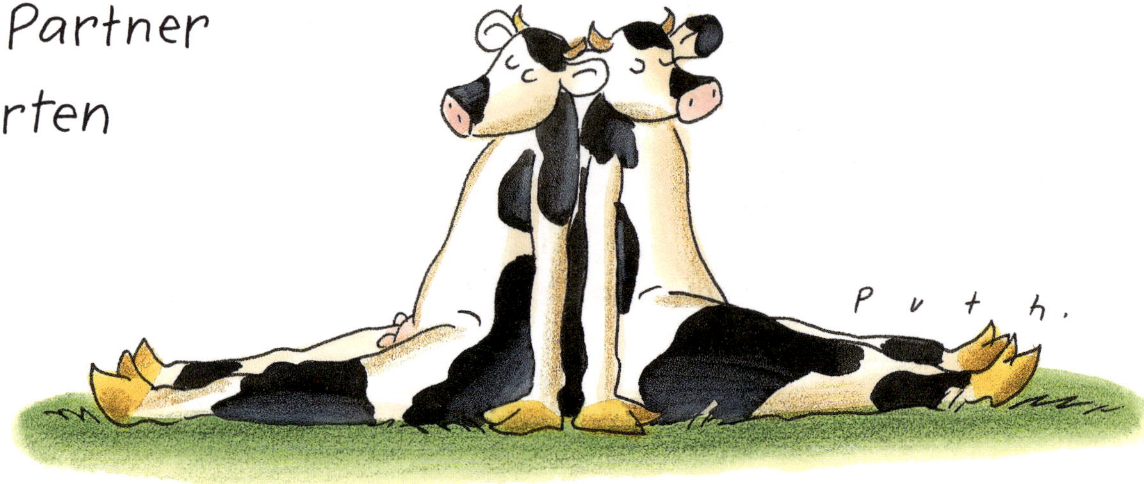

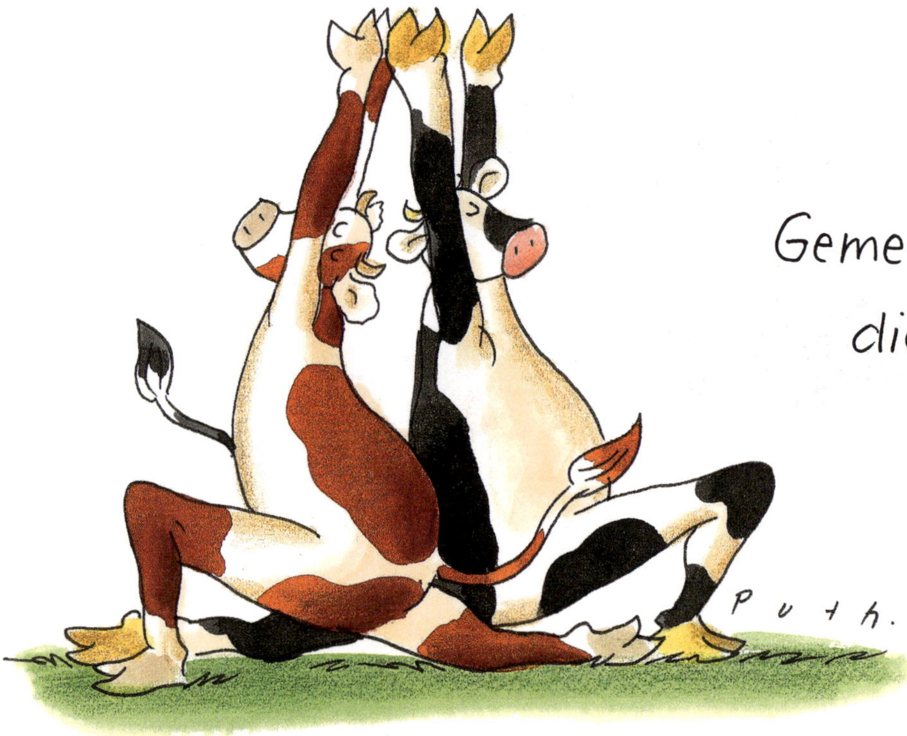

Gemeinsam
die Sonne grüßen

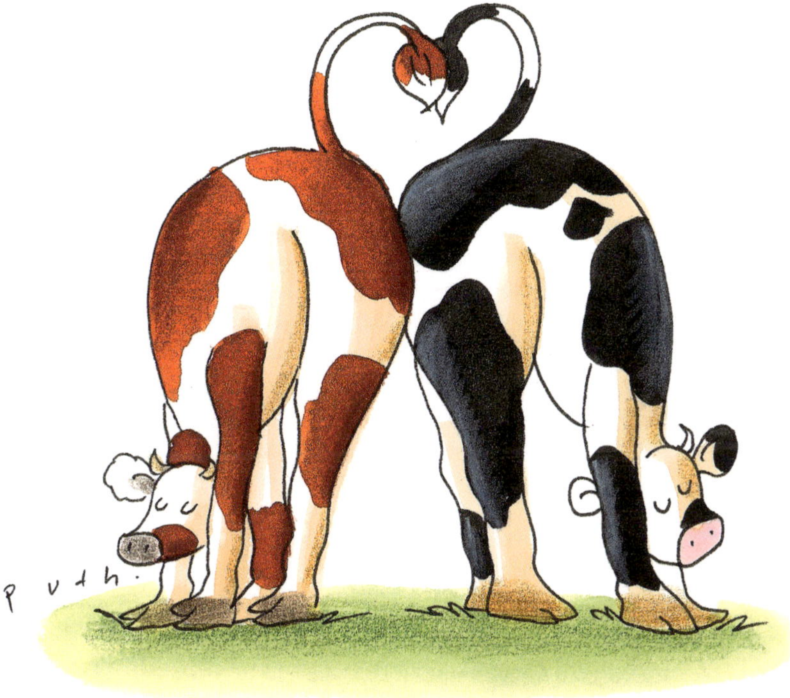

Das große Herz

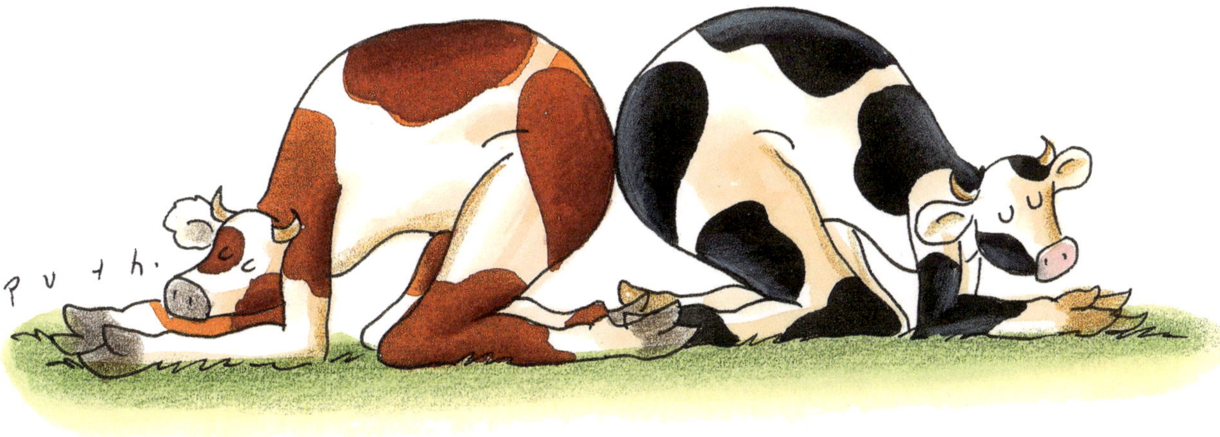

Das kleine Herz

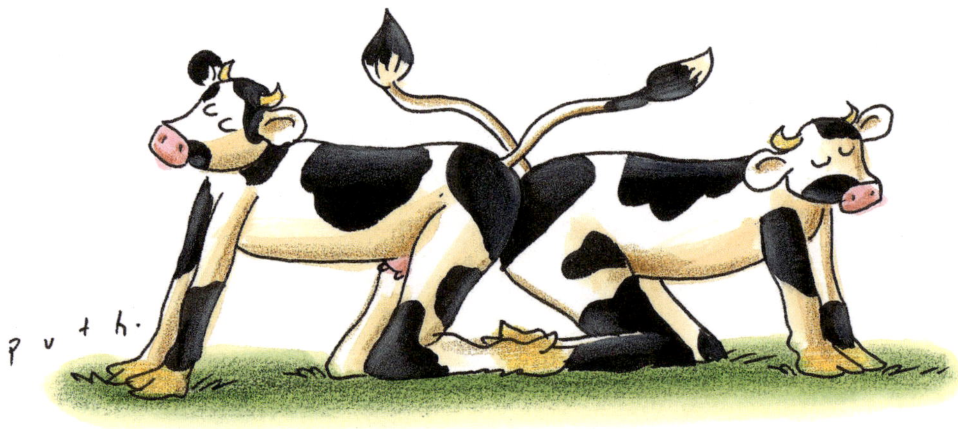

Die Weide miteinander teilen

Die Beziehung festigen

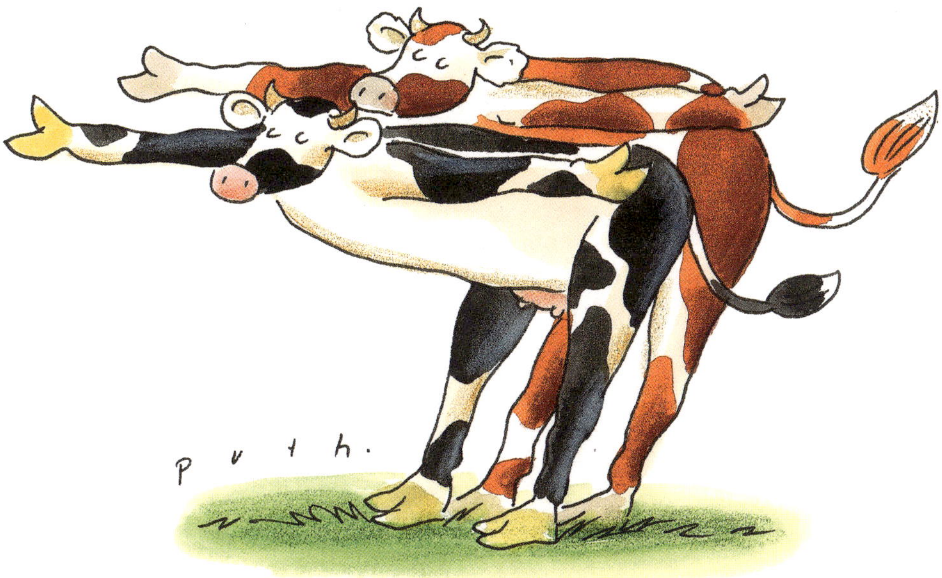

Im 7. Himmel schweben

Den Stall gemeinsam bauen

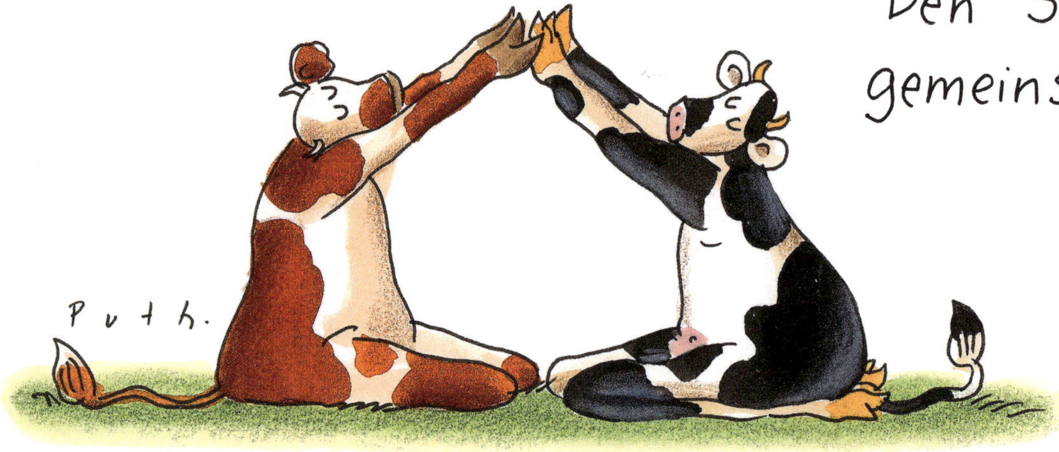

Den Weidezaun öffnen

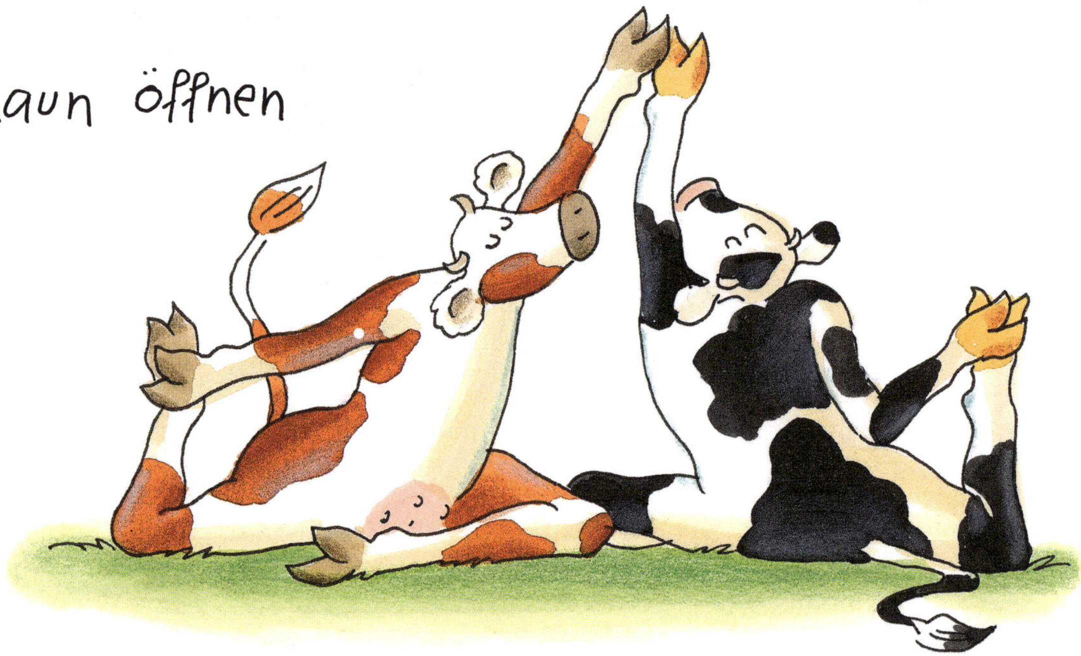

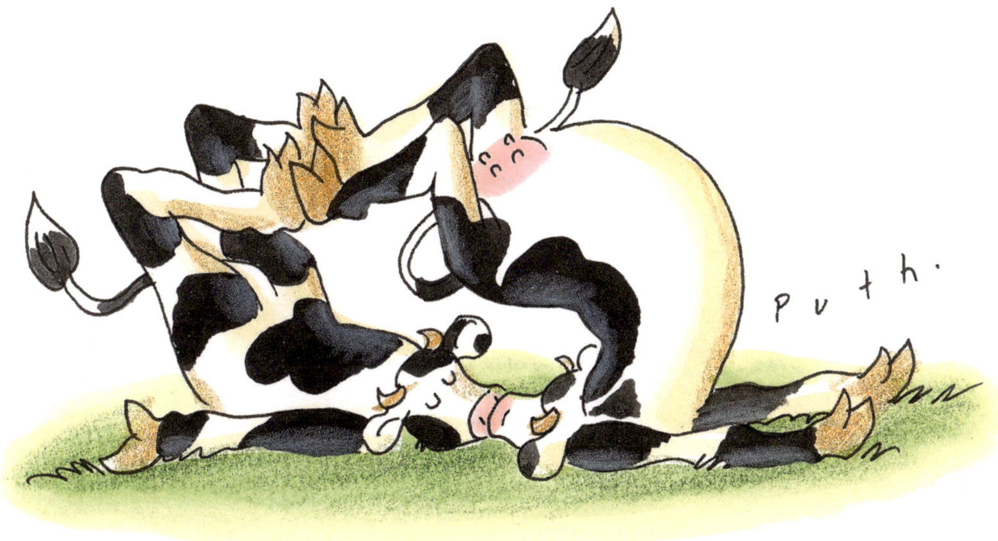

Die sich schließende Kleeblüte

Die Beziehung festigen

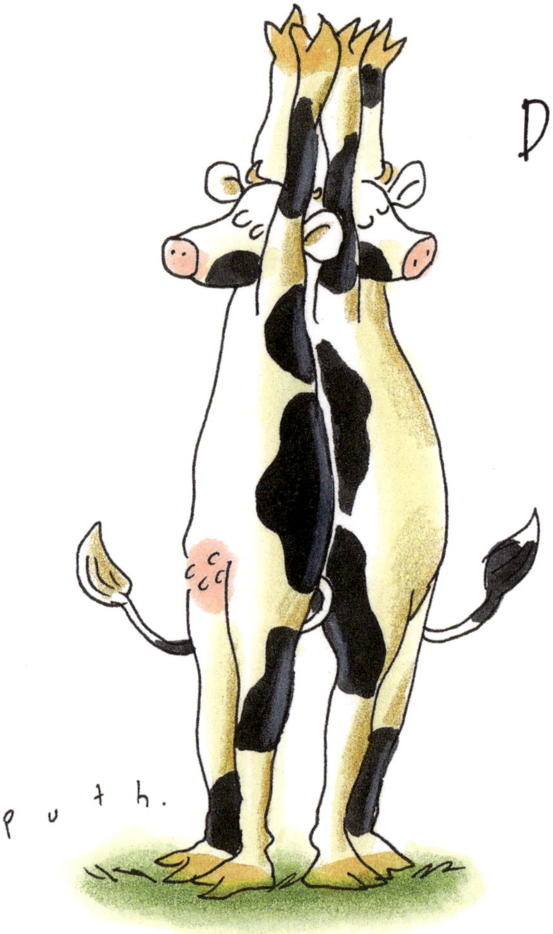

Dem Partner vertrauen

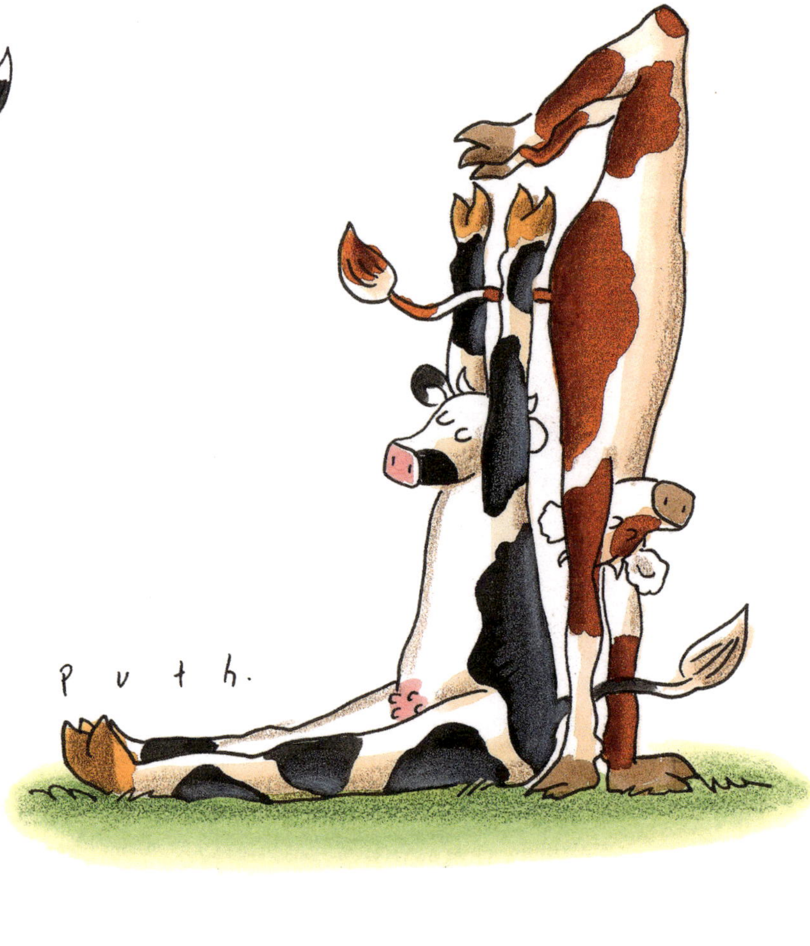

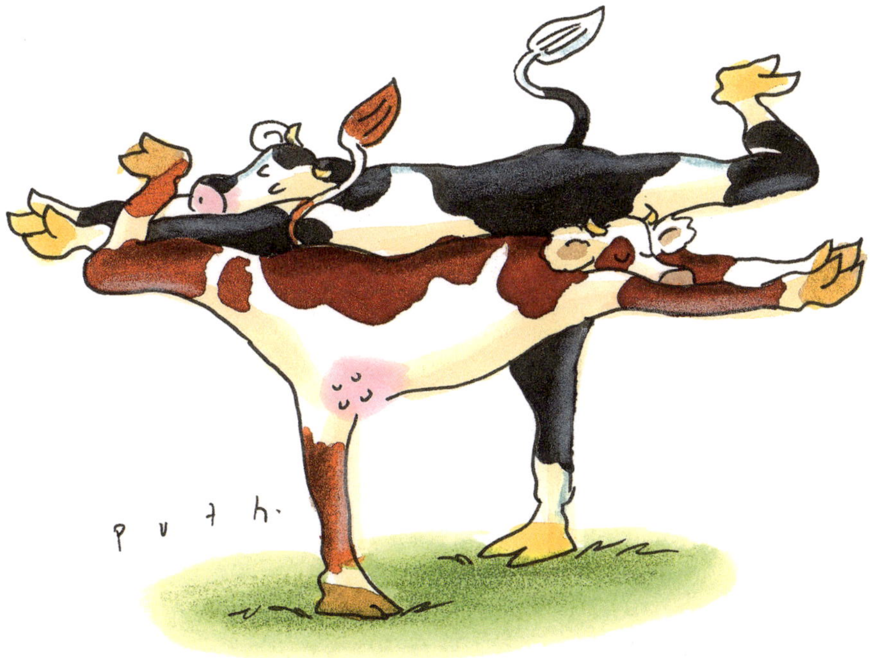

Dem Partner die Stalltür öffnen

Den Schmetterling spüren

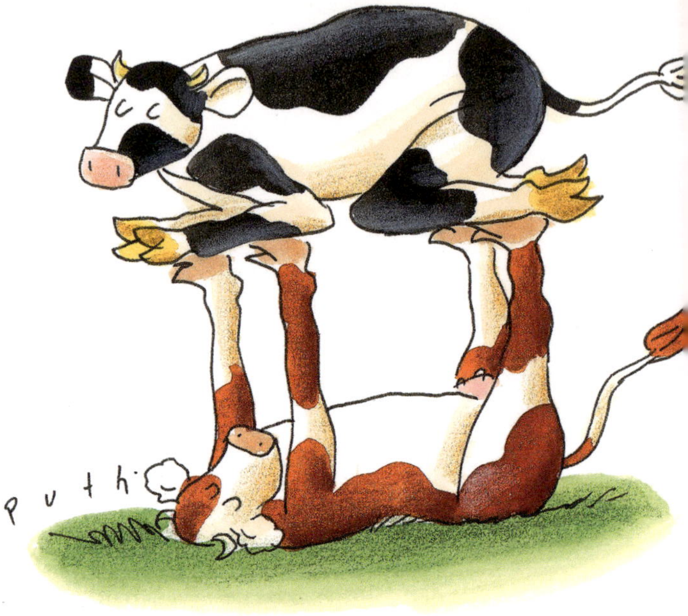

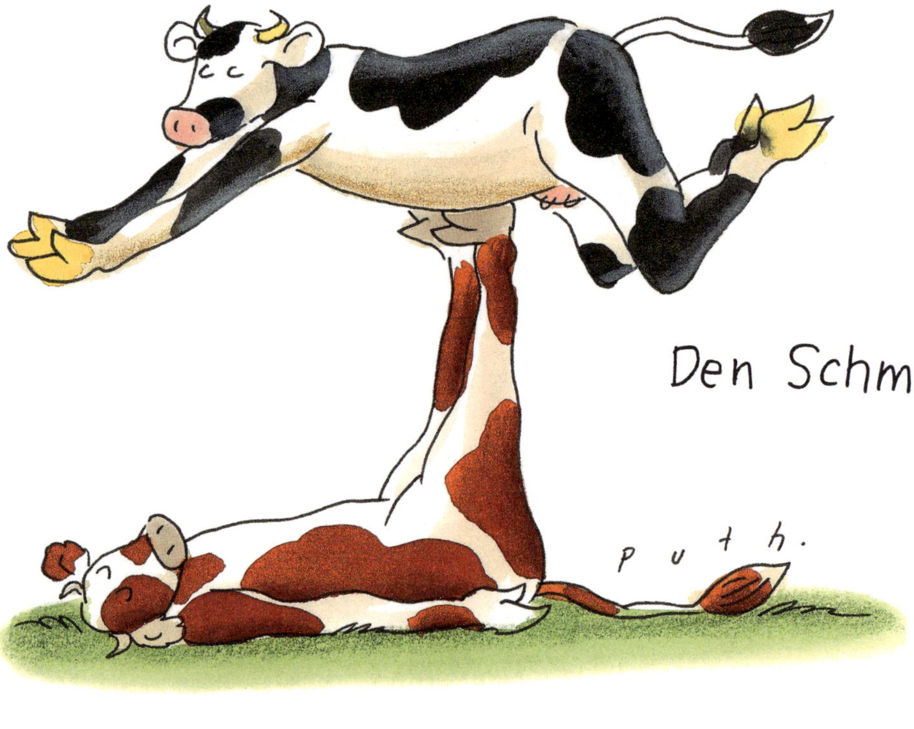

Den Schmetterling freilassen

Die Krise meistern

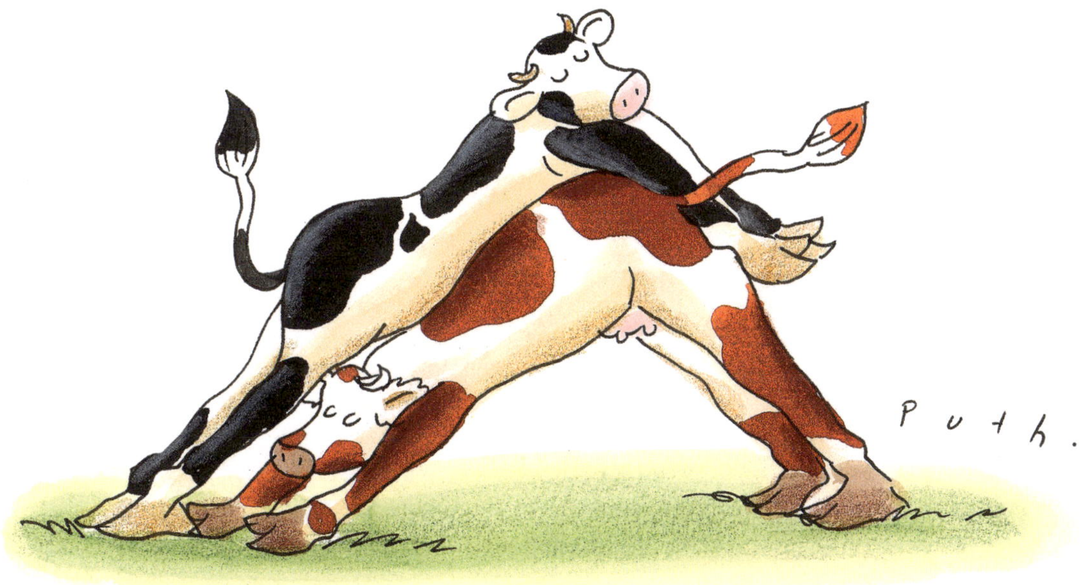

Eigene Wünsche einbringen

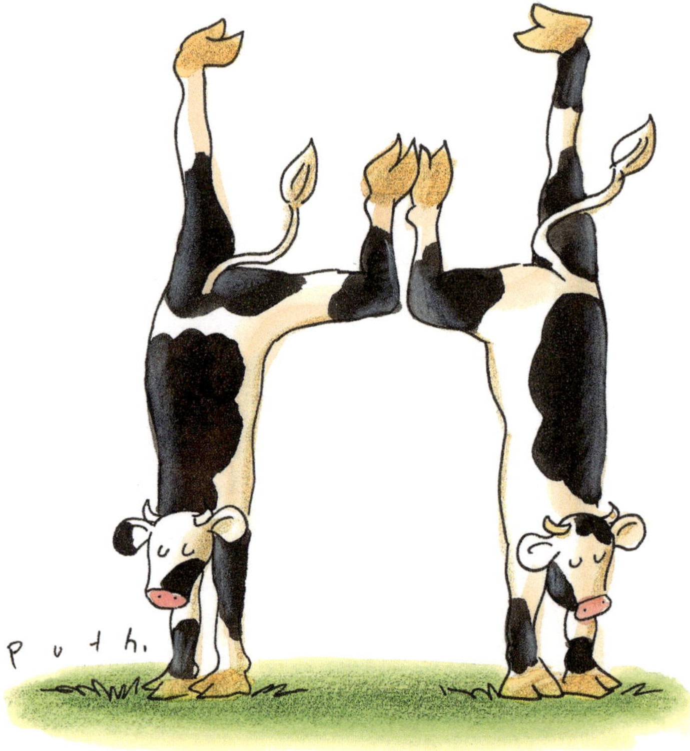

Der große Heuballen

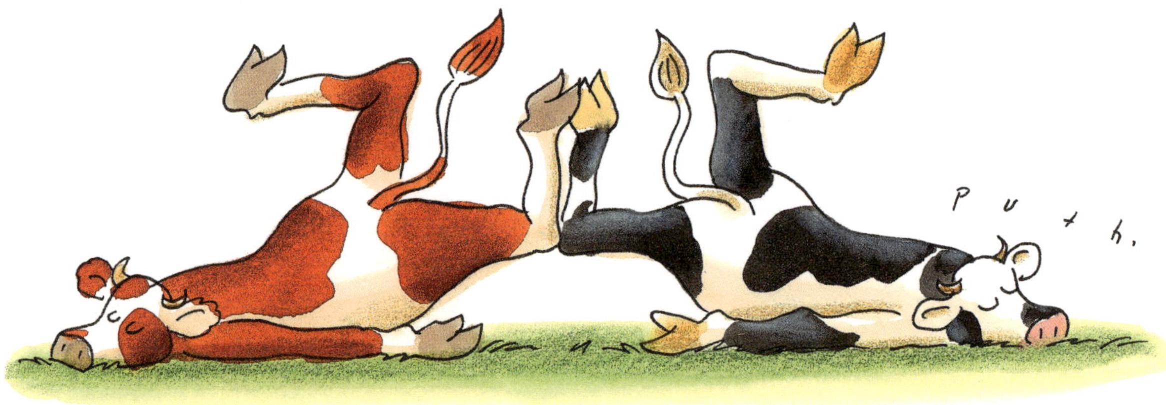

Der kleine Seitensprung

Der kleine Heuballen

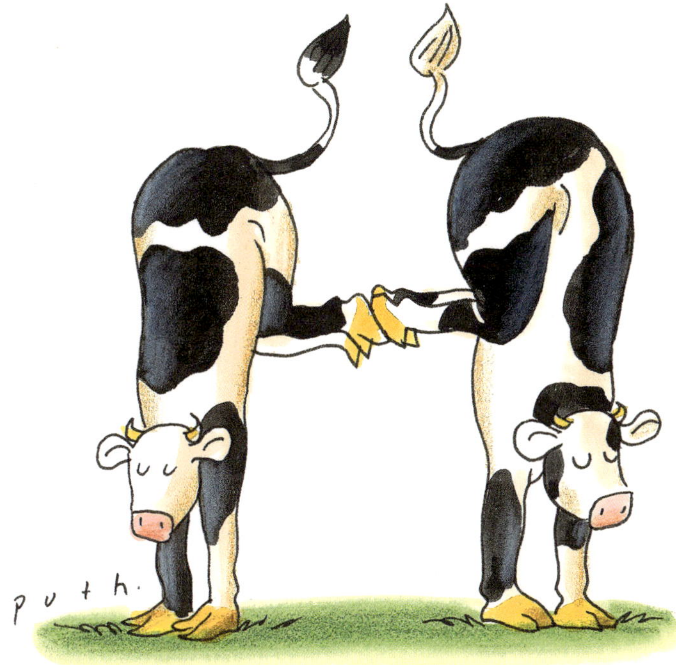

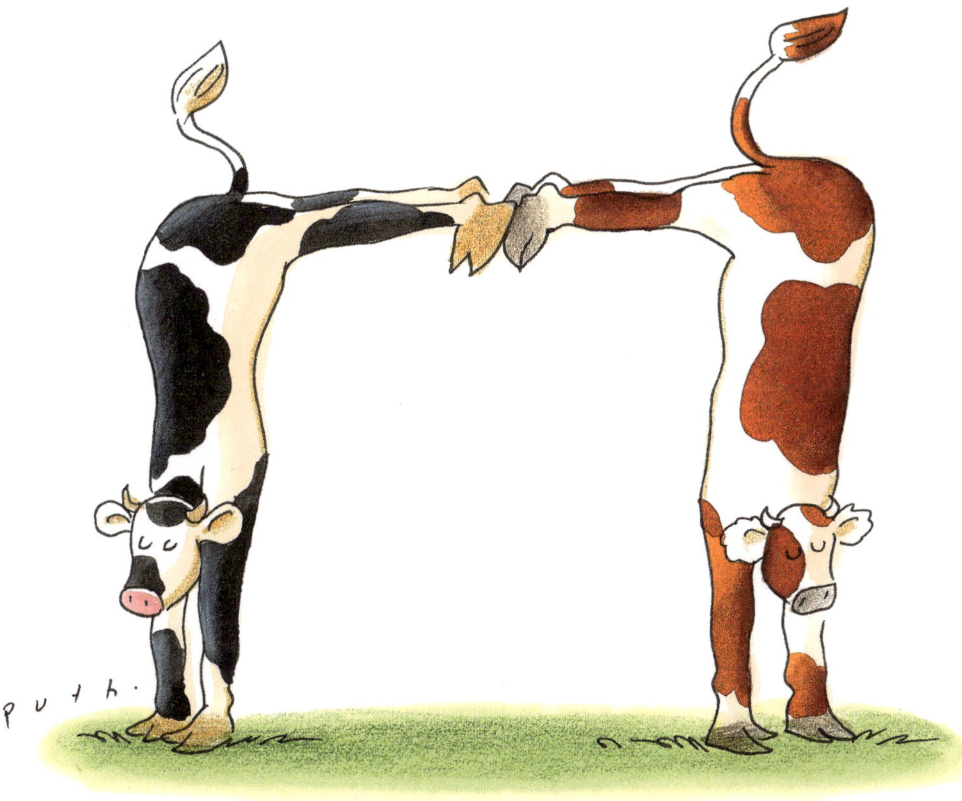

Die große Beziehungskiste

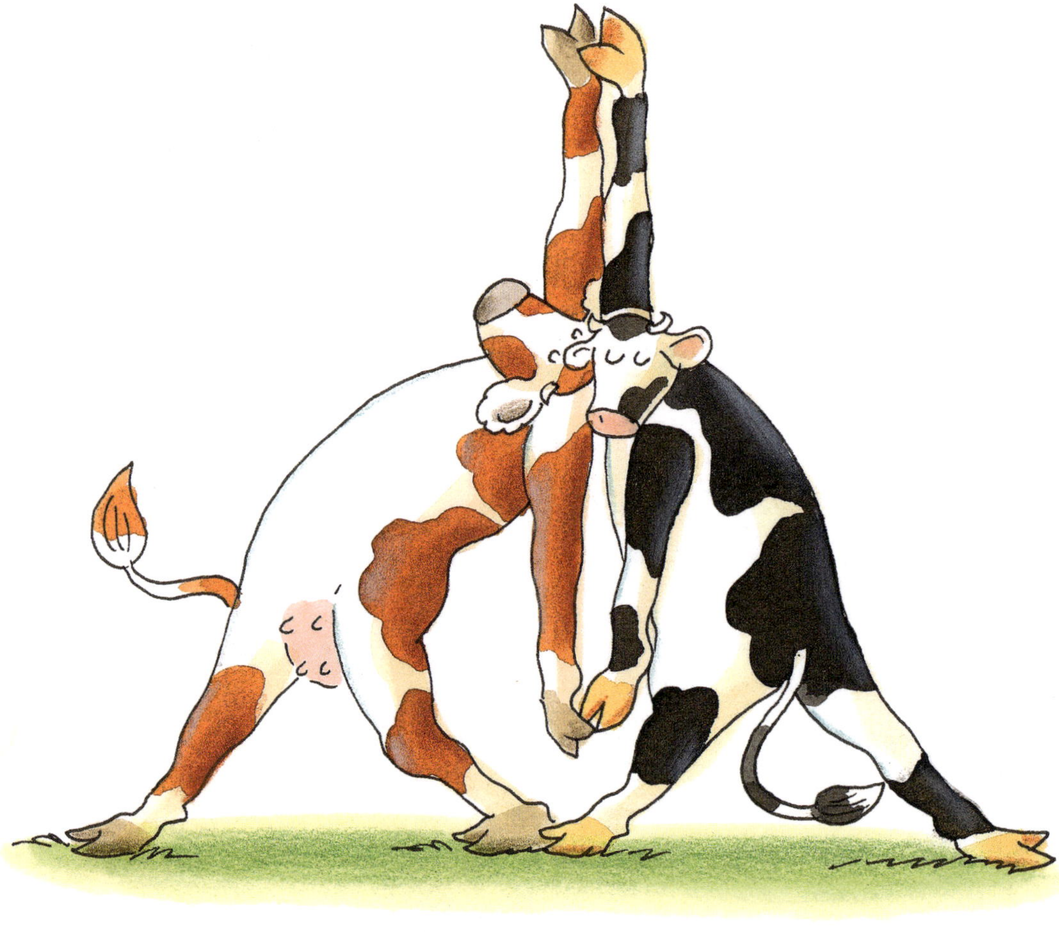

Die Sterne vom Himmel holen

Das Trennende überwinden

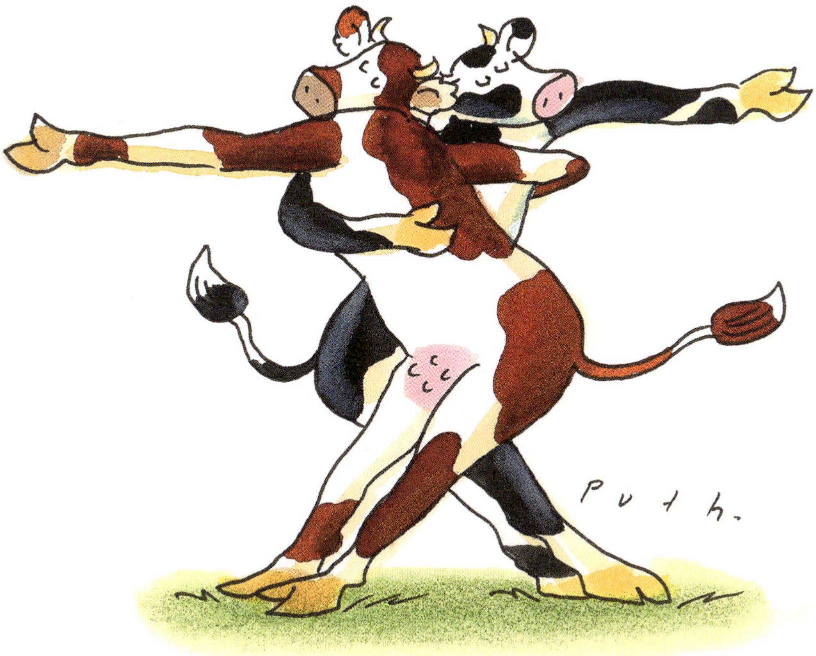

Das Glück gemeinsam finden

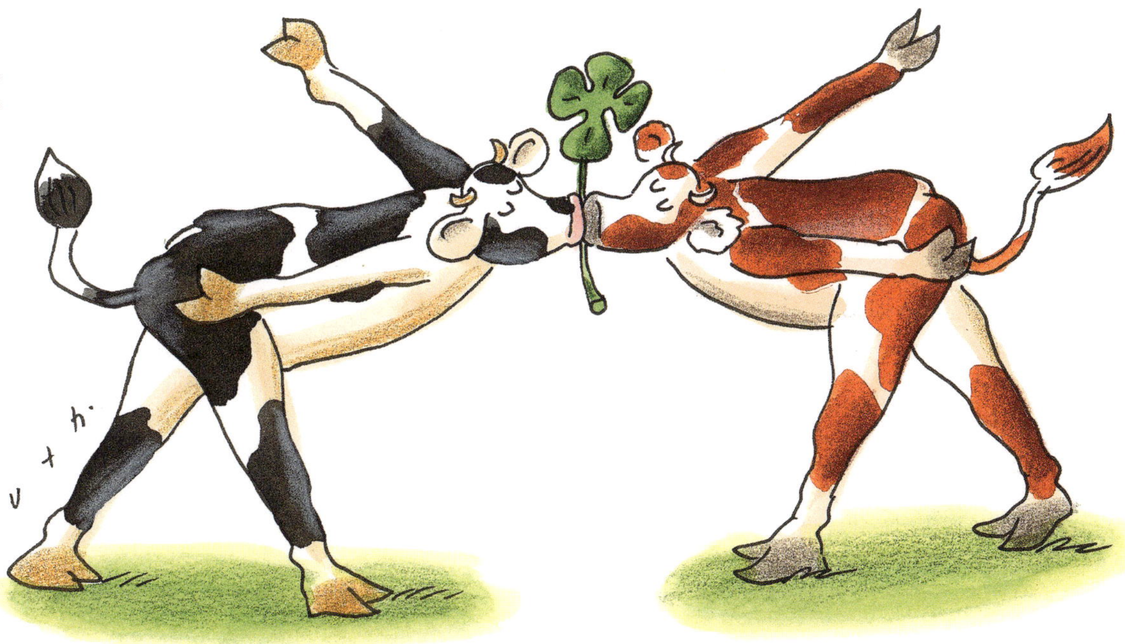

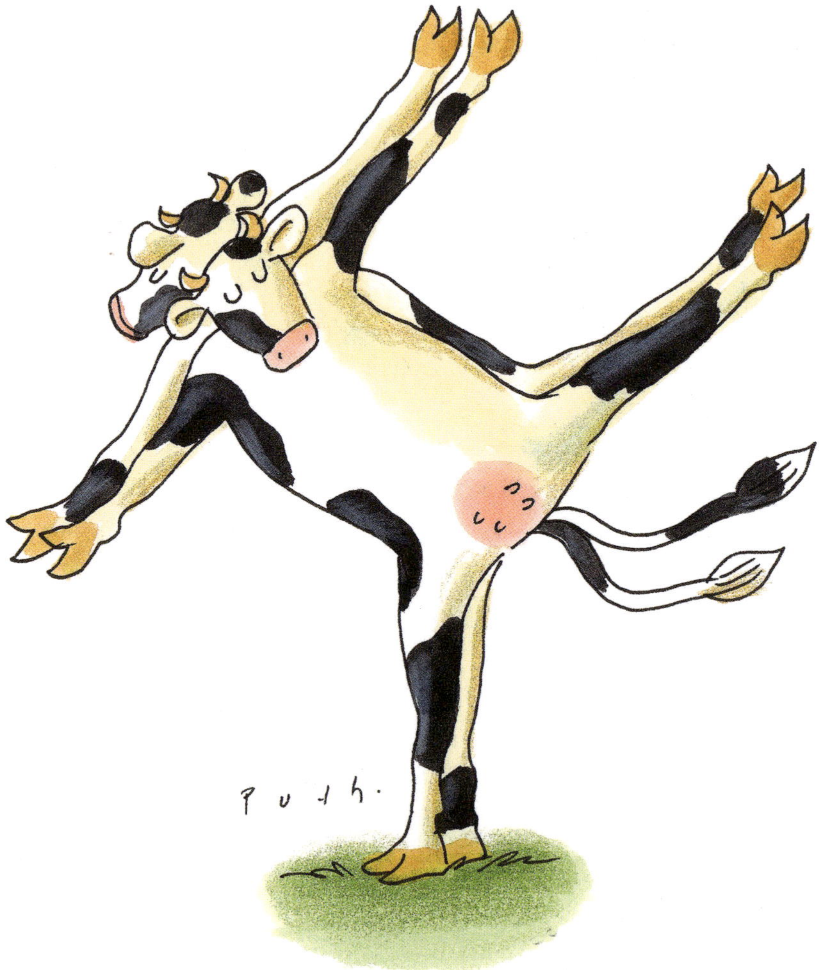

Die große Kleeblüte

Das kleine Kuhmasutra

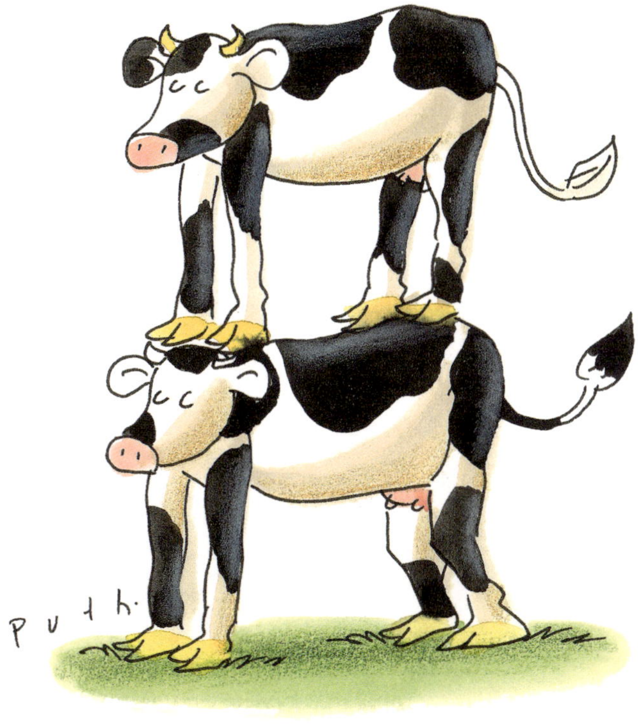

Der doppelte Melkschemel

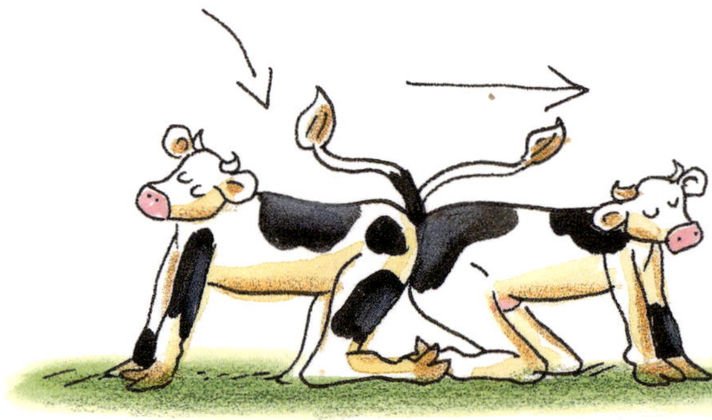

Wir teilen die Weide miteinander

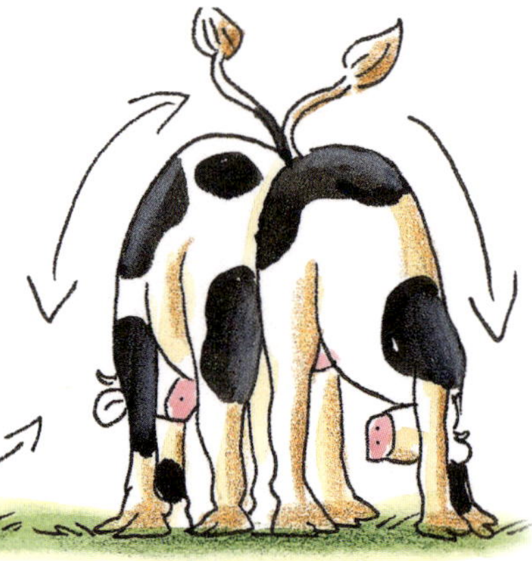

betrachten dann gemeinsam das Euter

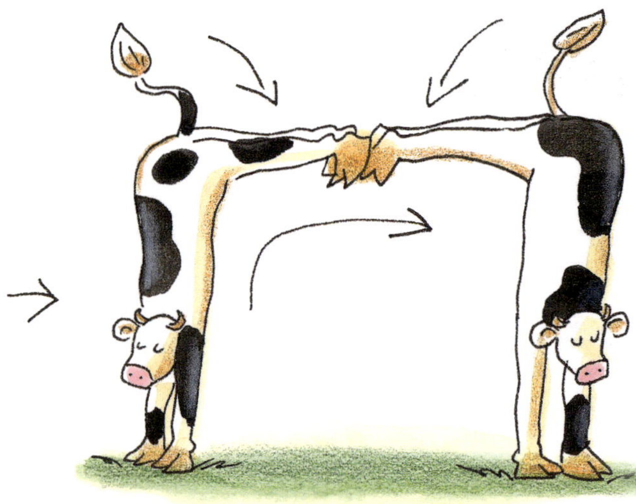

Über die große Beziehungskiste

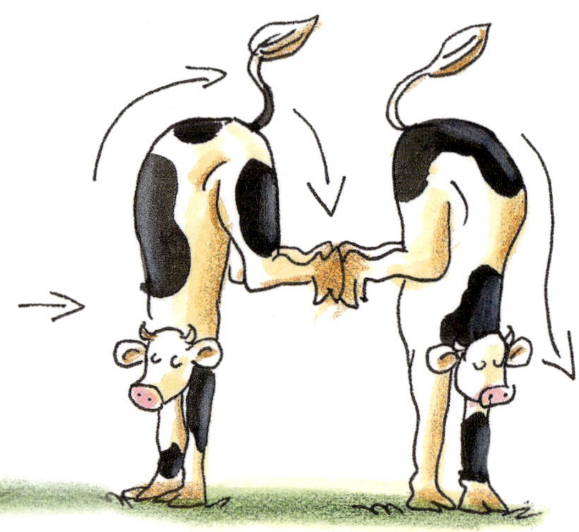

kommen wir in die kleine Beziehungskiste

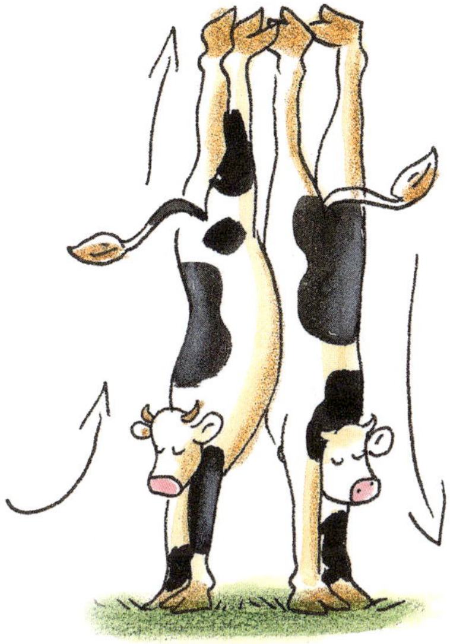

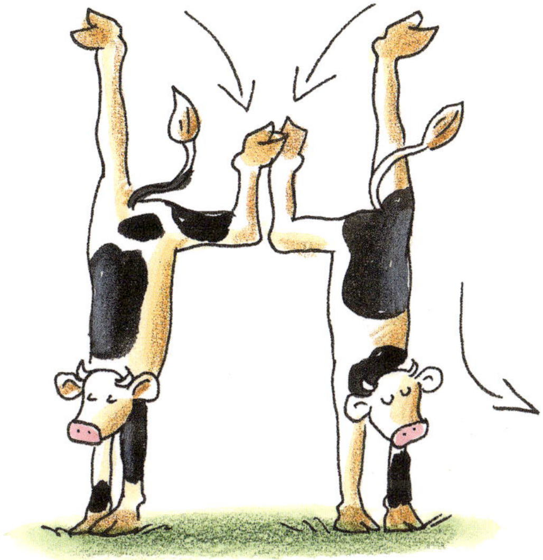

lassen die
Liebe wachsen

und gehen über
zum großen Heuballen.

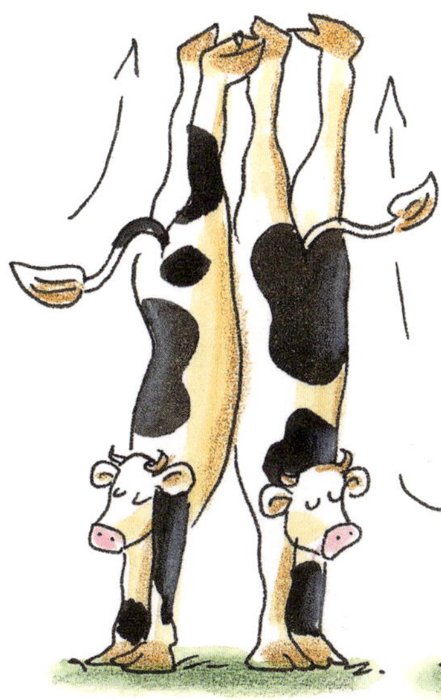

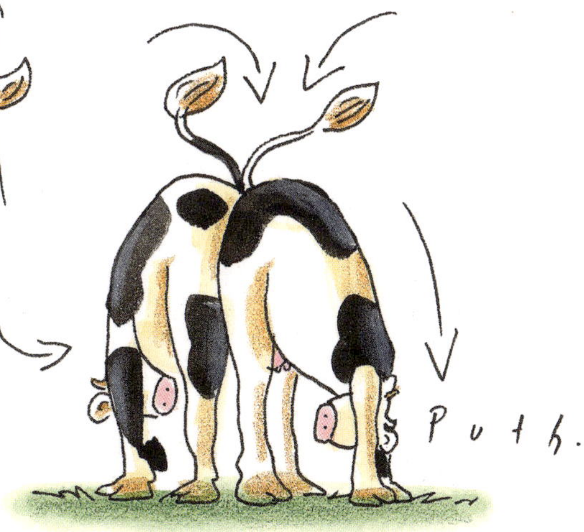

lassen die
Liebe erneut
wachsen

und betrachten
noch einmal
das Euter.

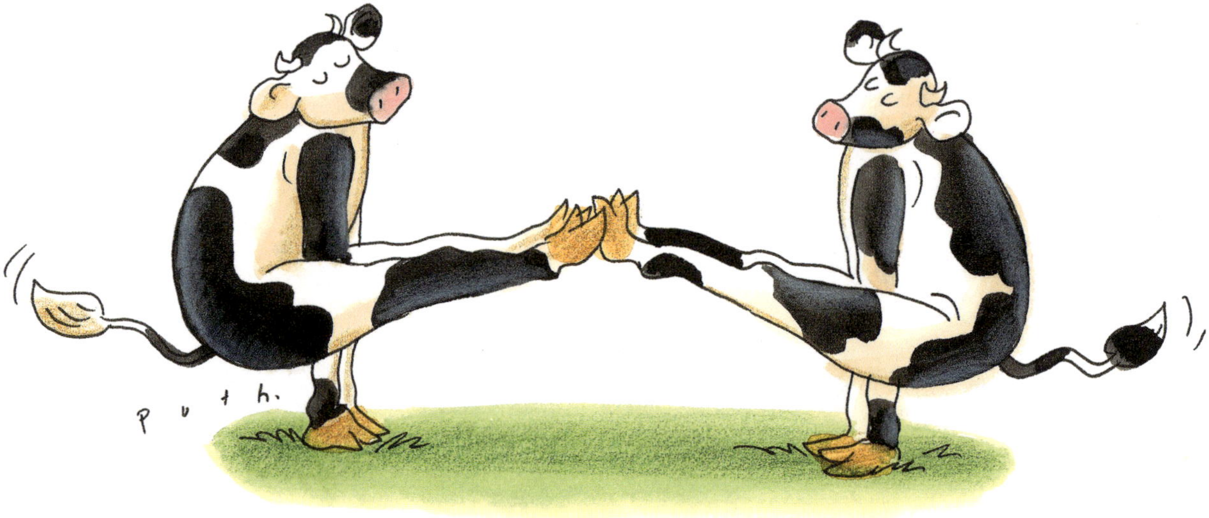

Die Sympathie wecken

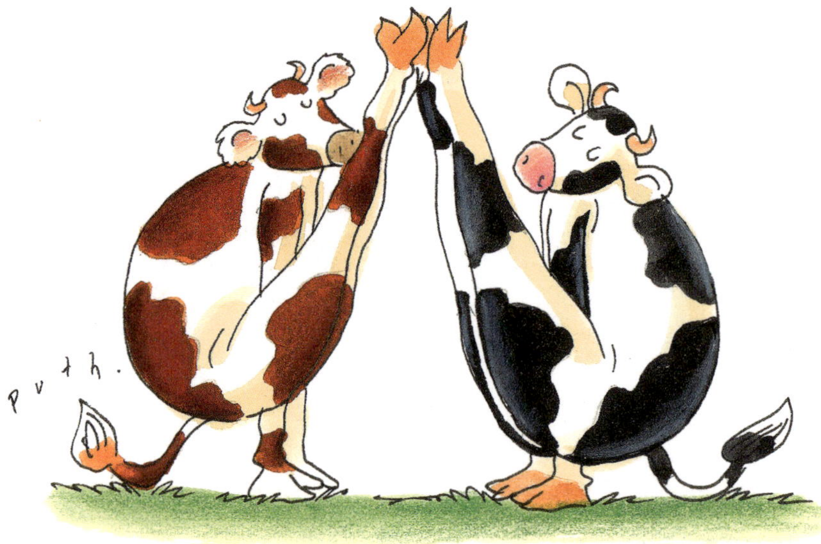

Die Gefühle zulassen

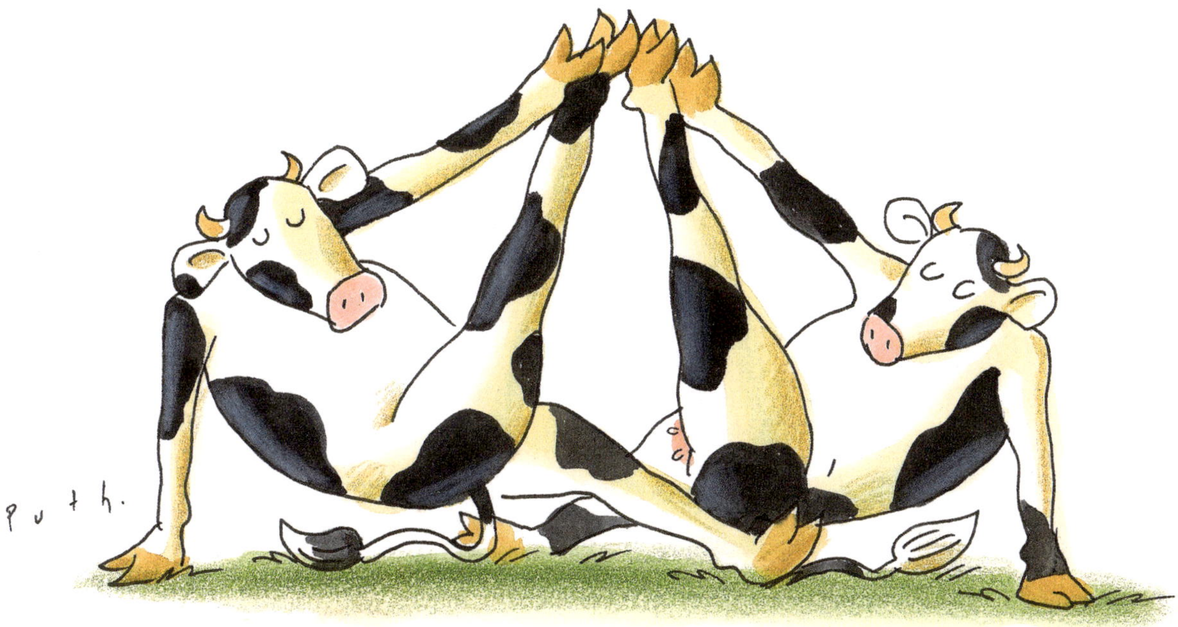

Dem Partner Halt geben

Die große Augenweide

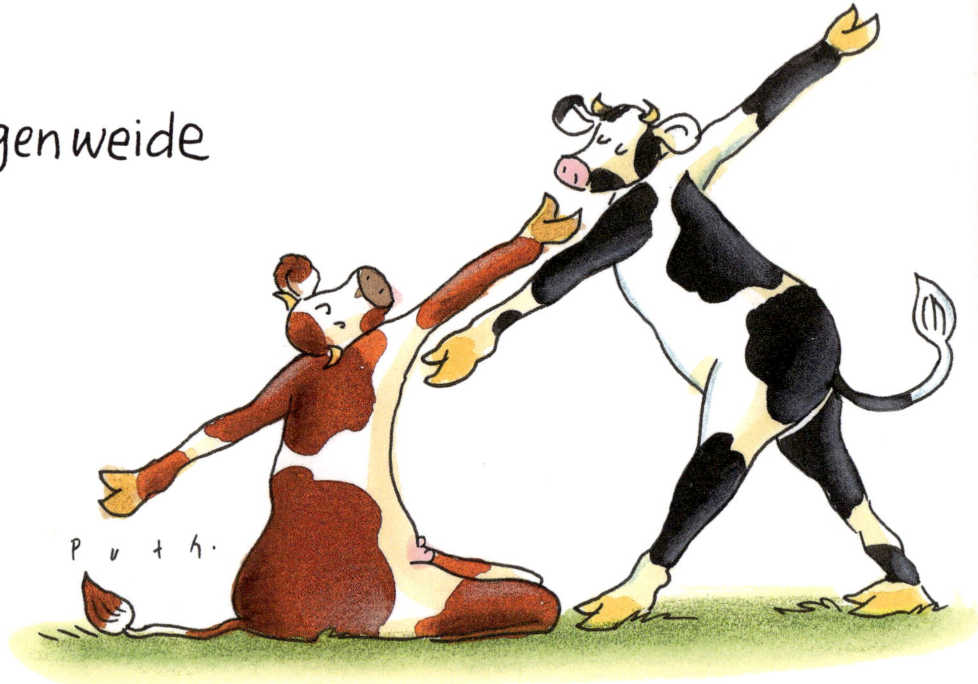

Die kleine Augenweide

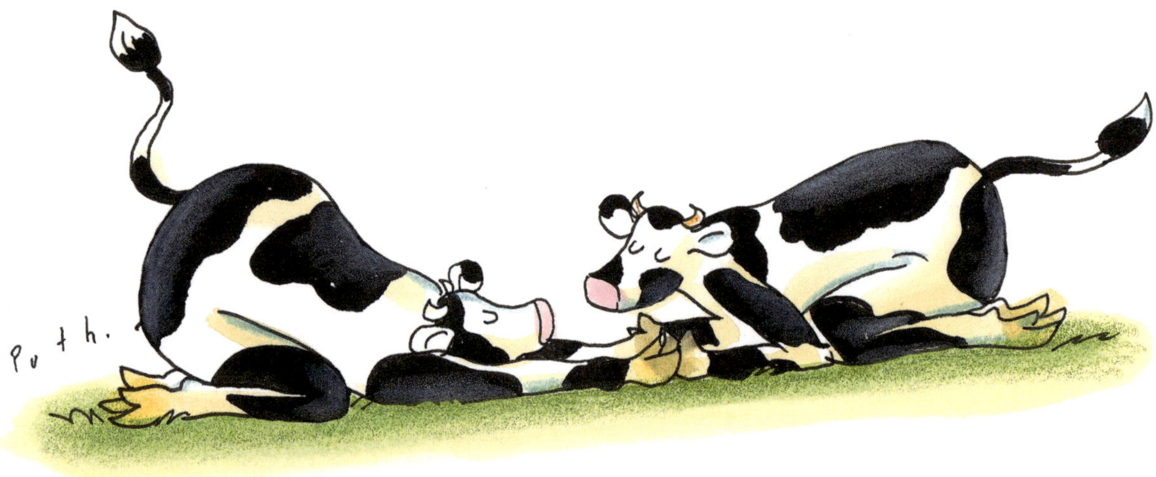

Das große Kuhmasutra

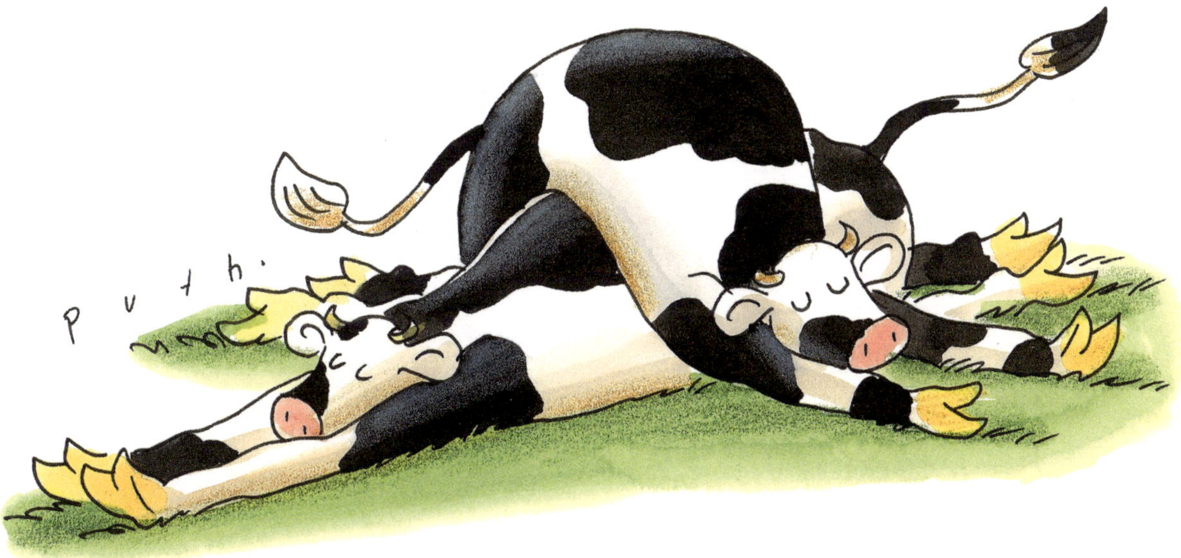

Sich in Extase verlieren

Das geschlossene Stallfenster

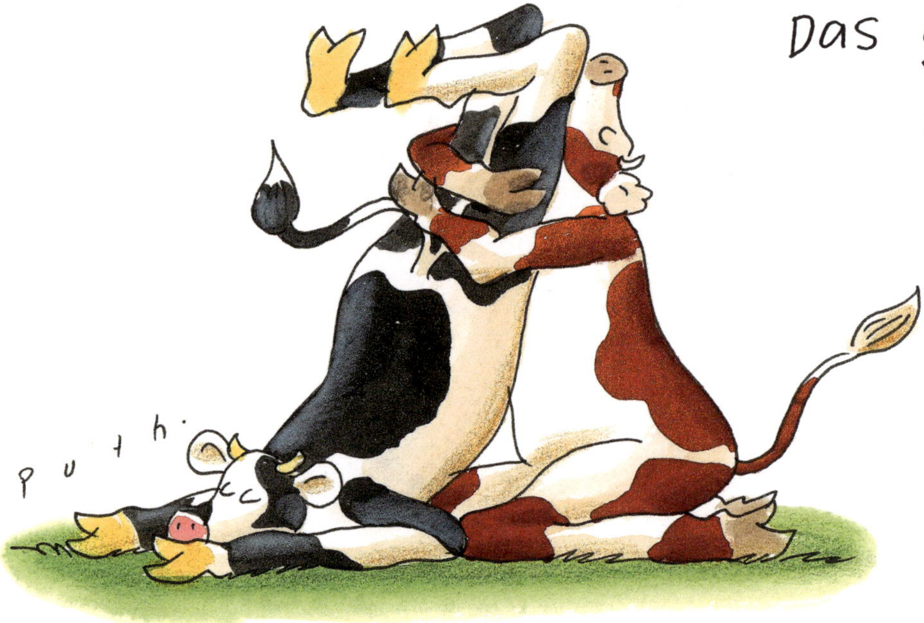

Das geöffnete Stallfenster

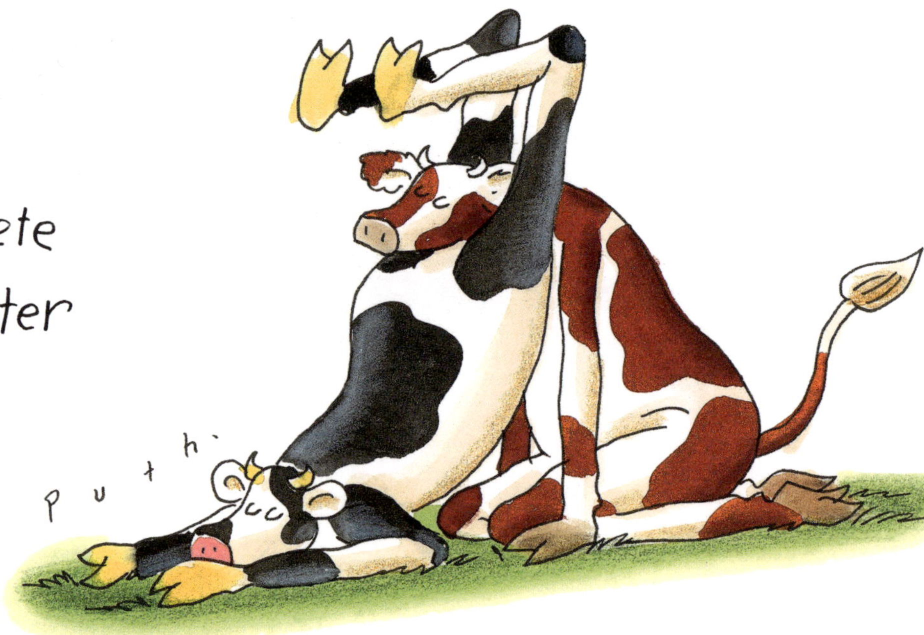

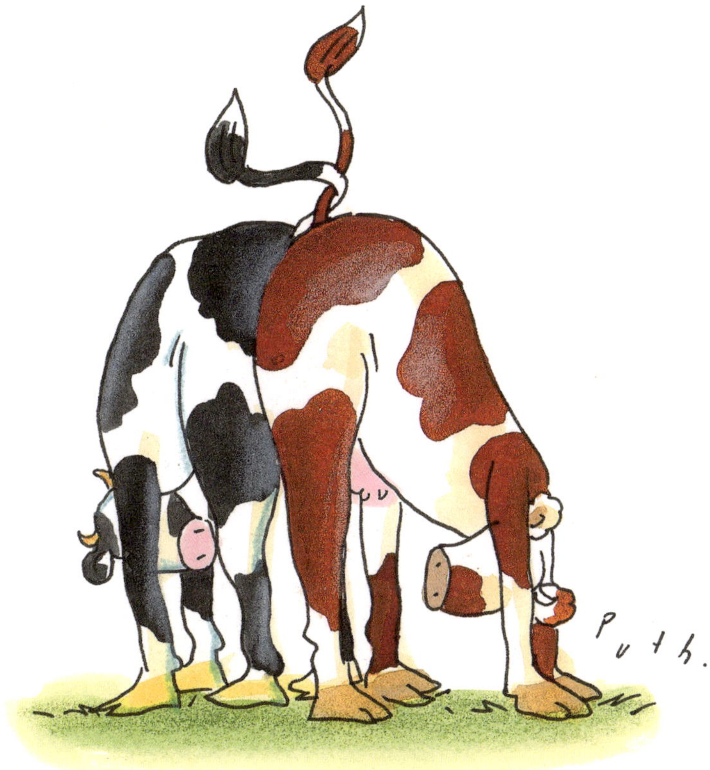

Das Euter gemeinsam
betrachten

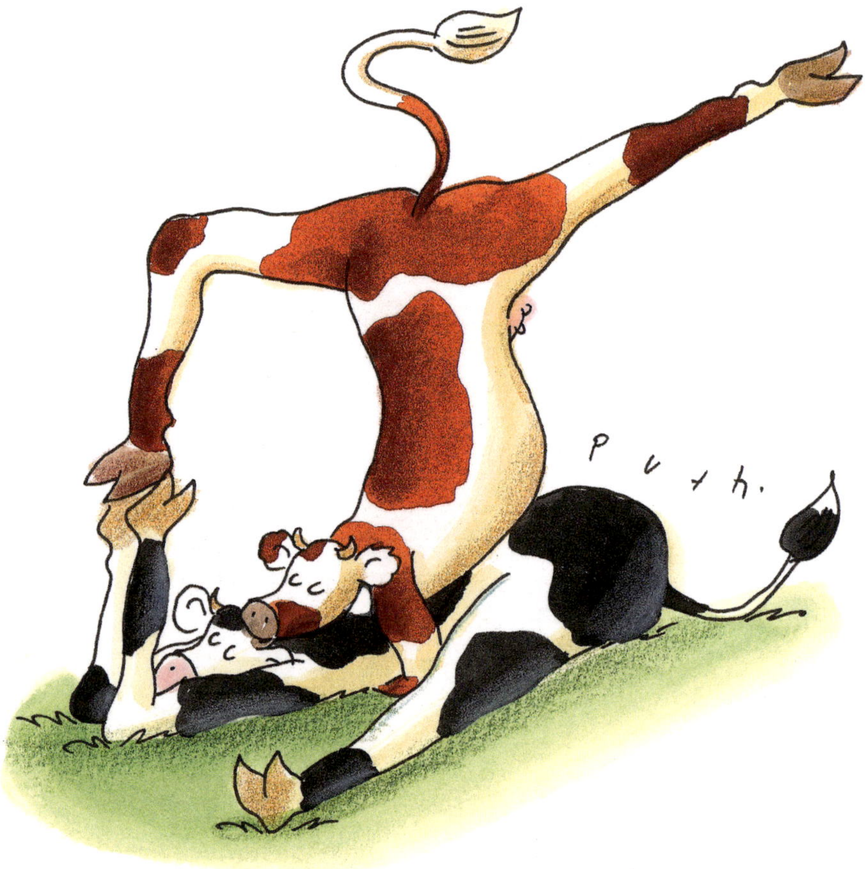

Den Stier wecken

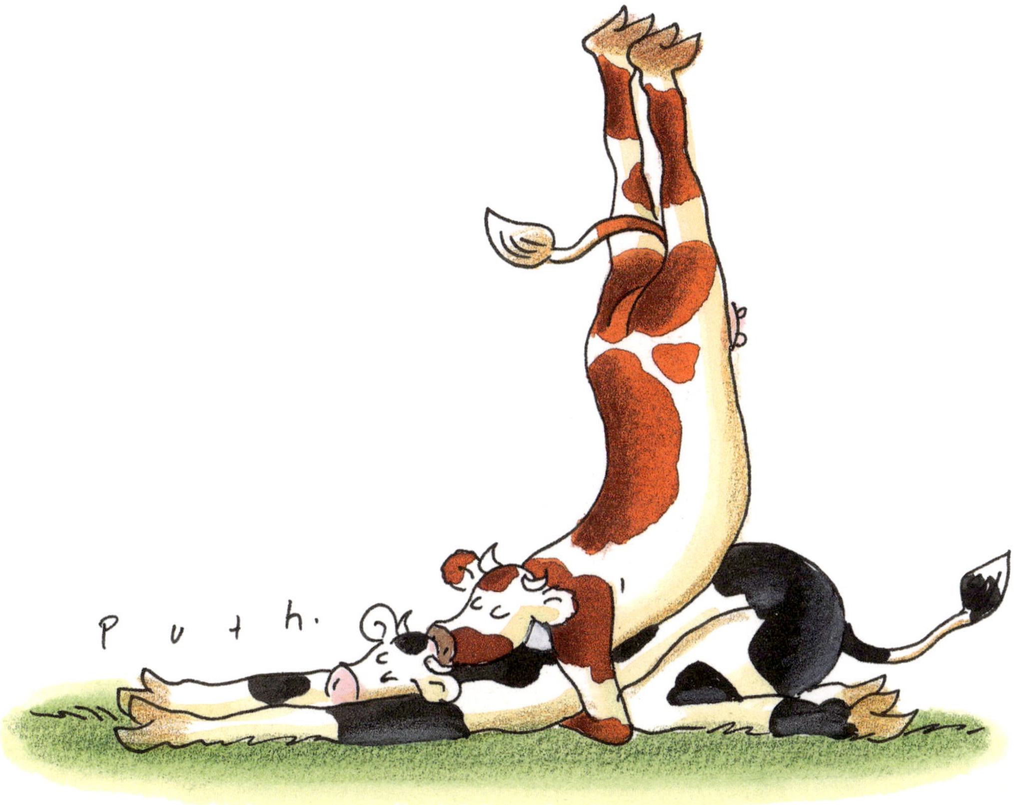

Das Feuer entfachen

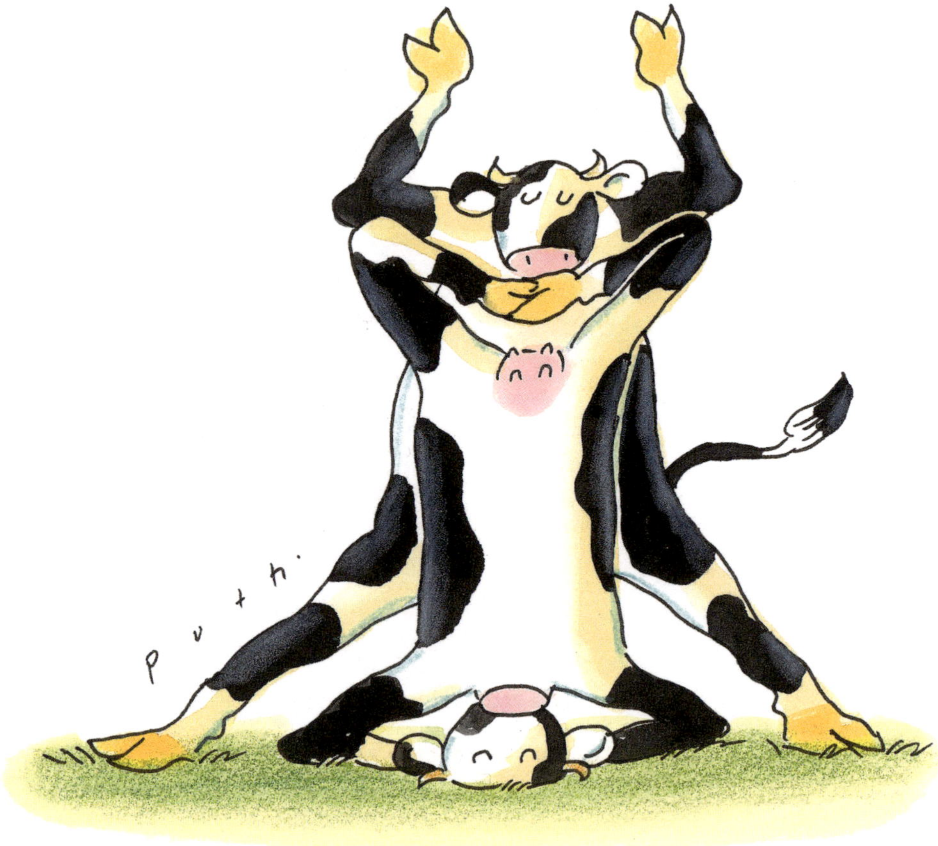

Das Wir-Gefühl stärken

Den Alltag gemeinsam bestehen

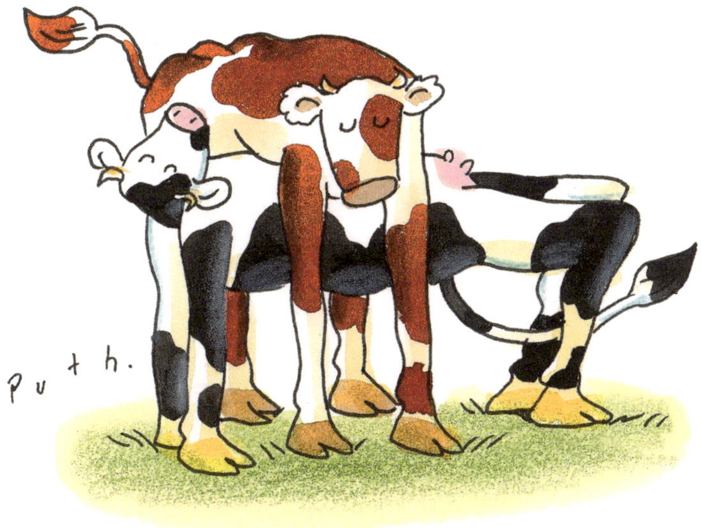

Die Vorfreude genießen

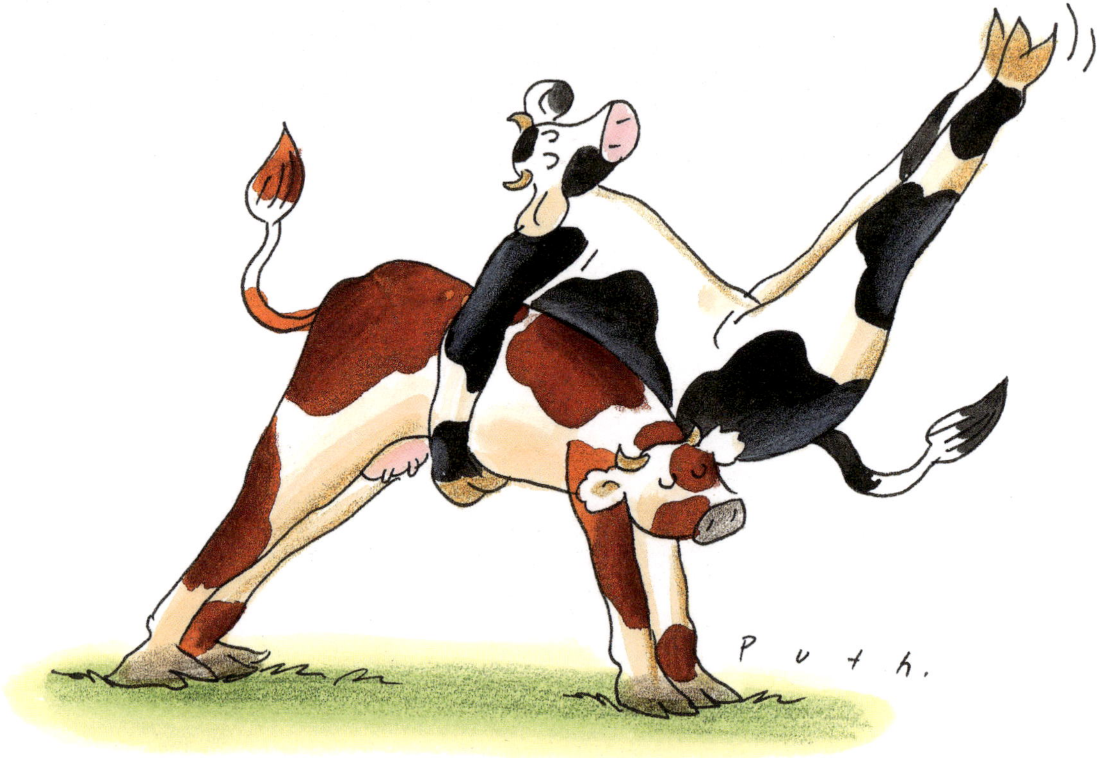

Das Anderssein tolerieren

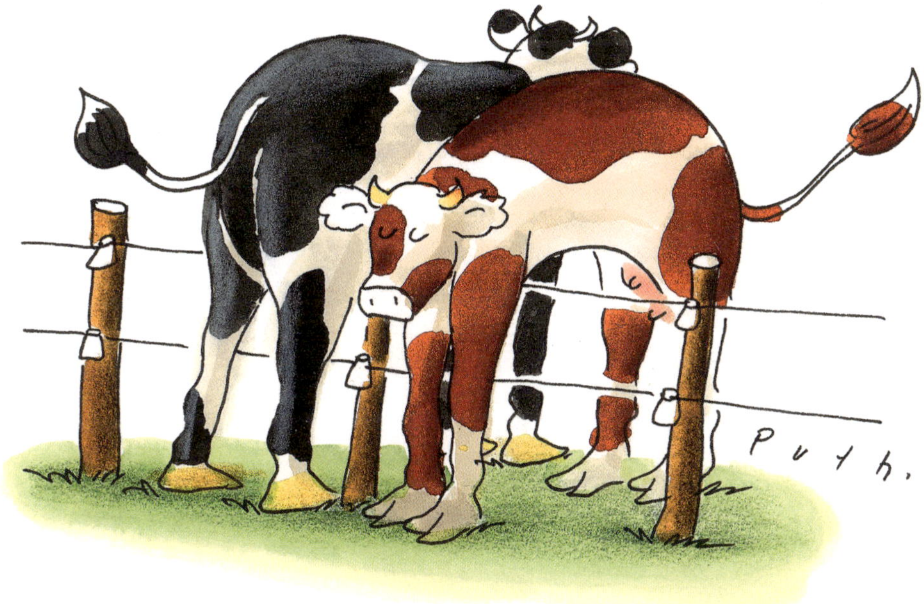

Die Spannung aushalten

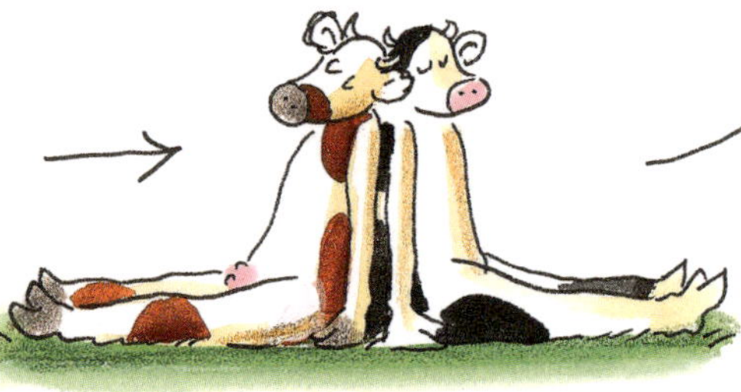

Wir erwarten den Partner,

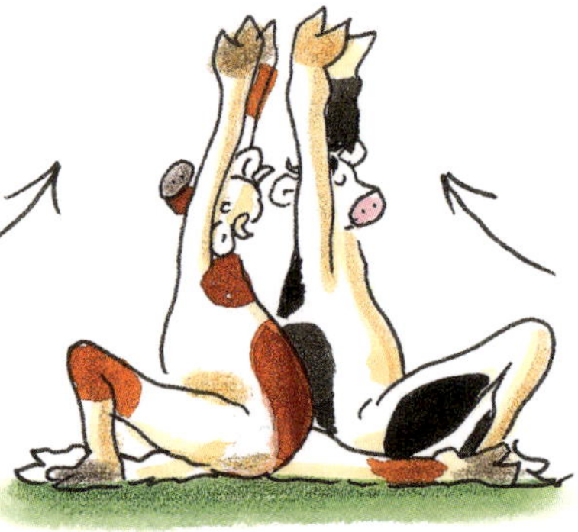

grüßen gemeinsam die Sonne

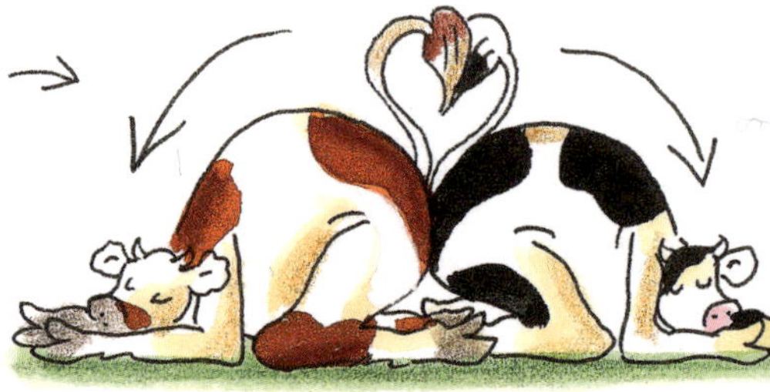

und bilden entspannt das kleine Herz.

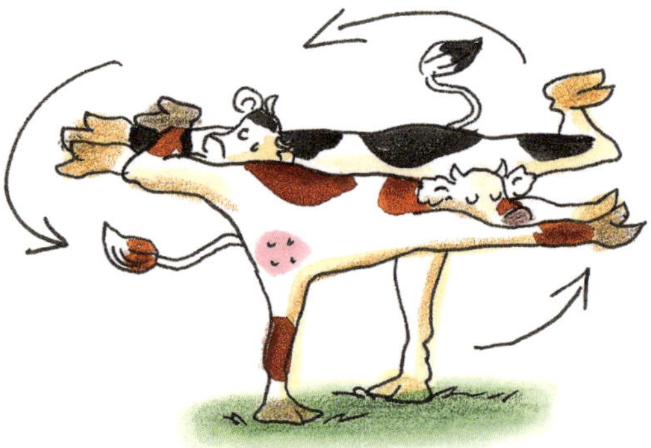

und öffnen dem Partner die Stalltür.

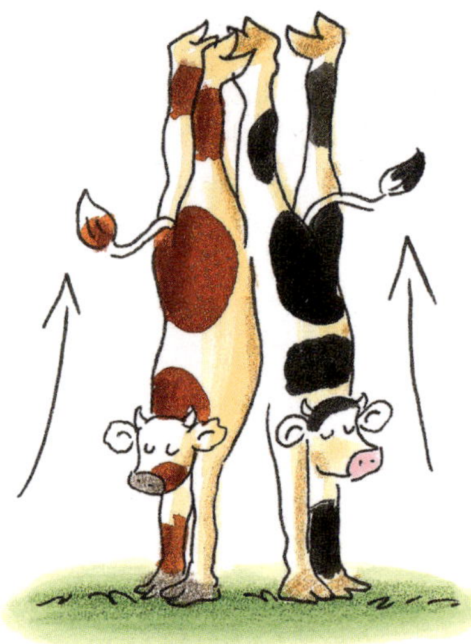

Dann lassen wir die Liebe wachsen,

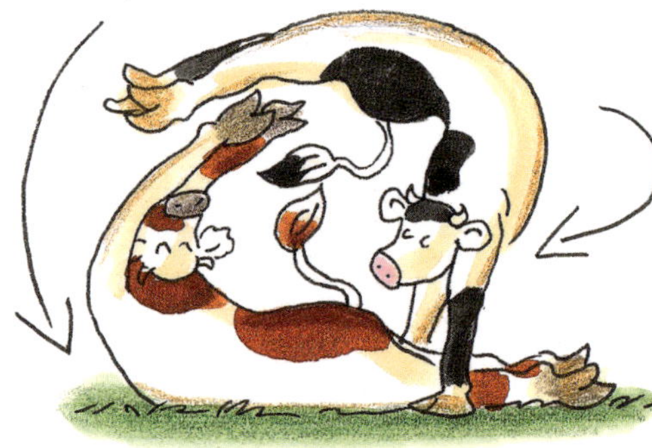

spüren die Harmonie,

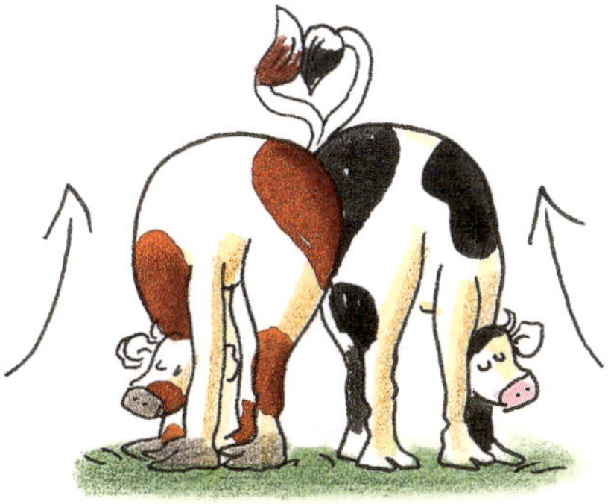

Aus dem großen Herz

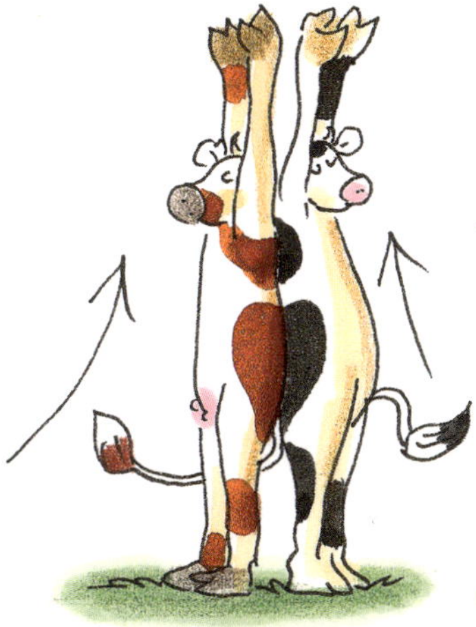

festigen wir die Beziehung ,

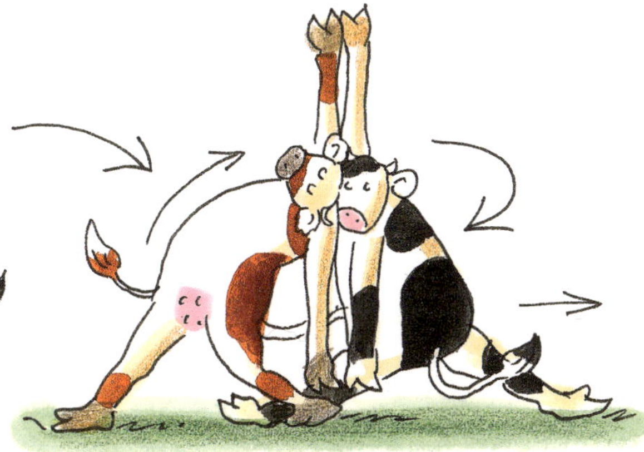

durchleben Höhen und Tiefen

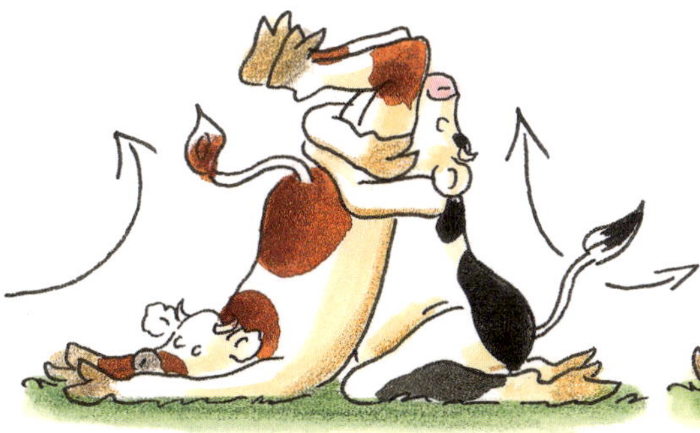

gehen vom geschlossenen

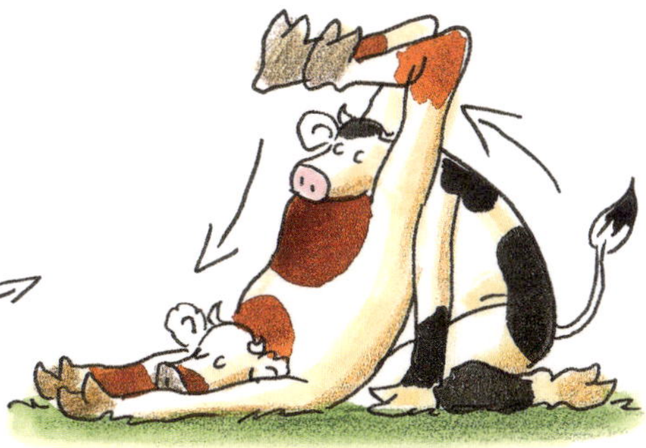

in das geöffnete Stallfenster

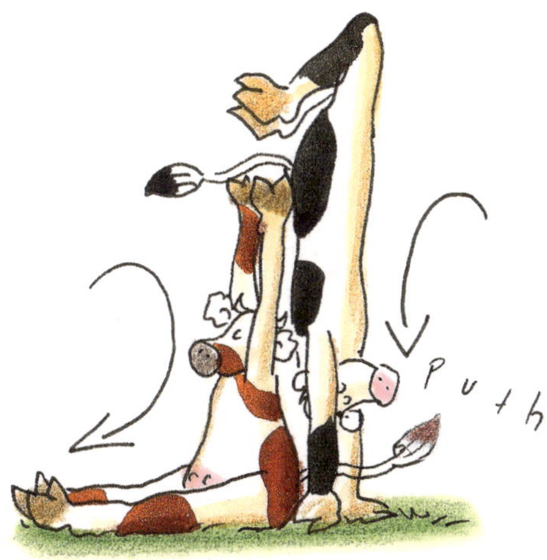

und schenken uns Vertrauen.

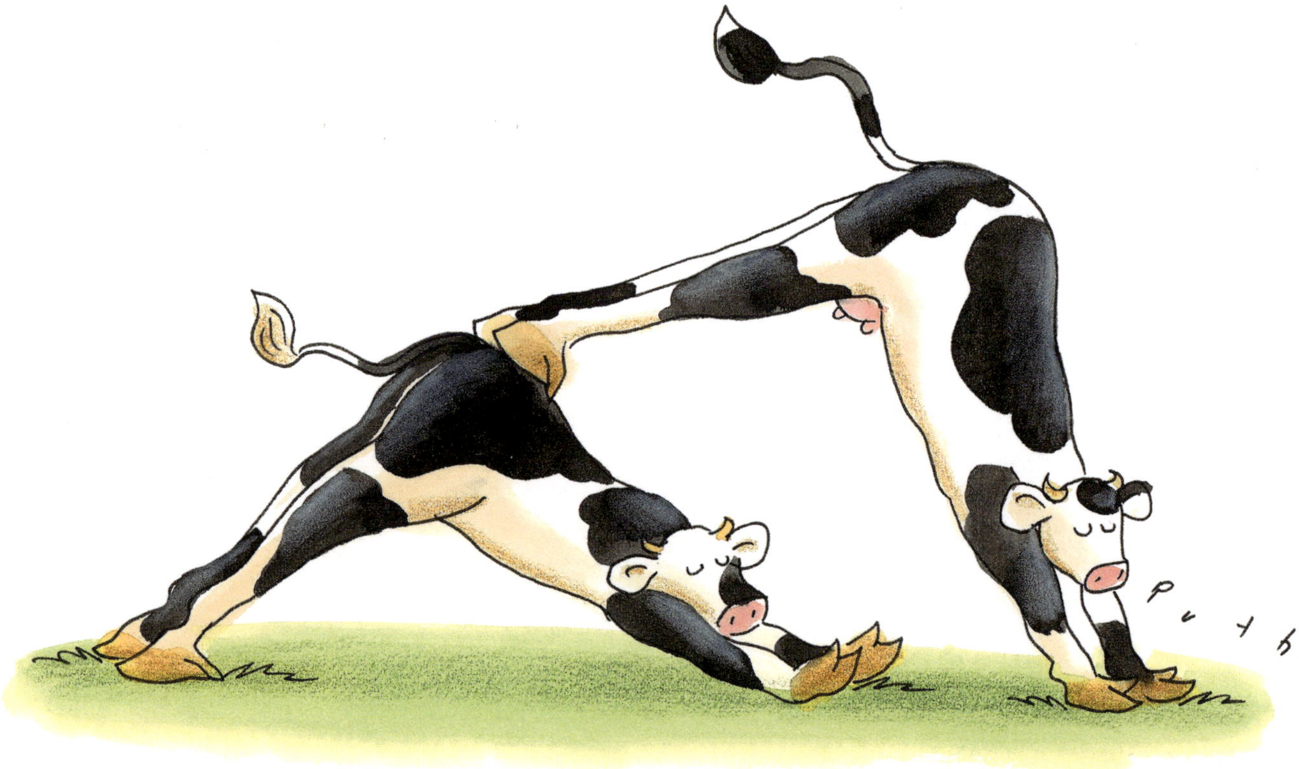

Gemeinsam die Mitte finden

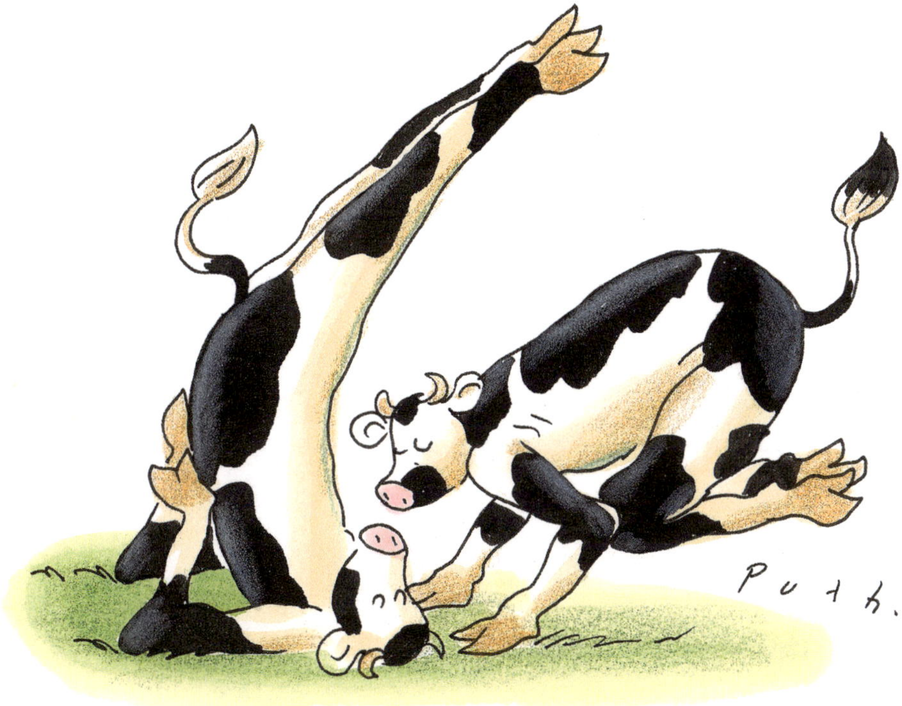

Die Zärtlichkeit zulassen

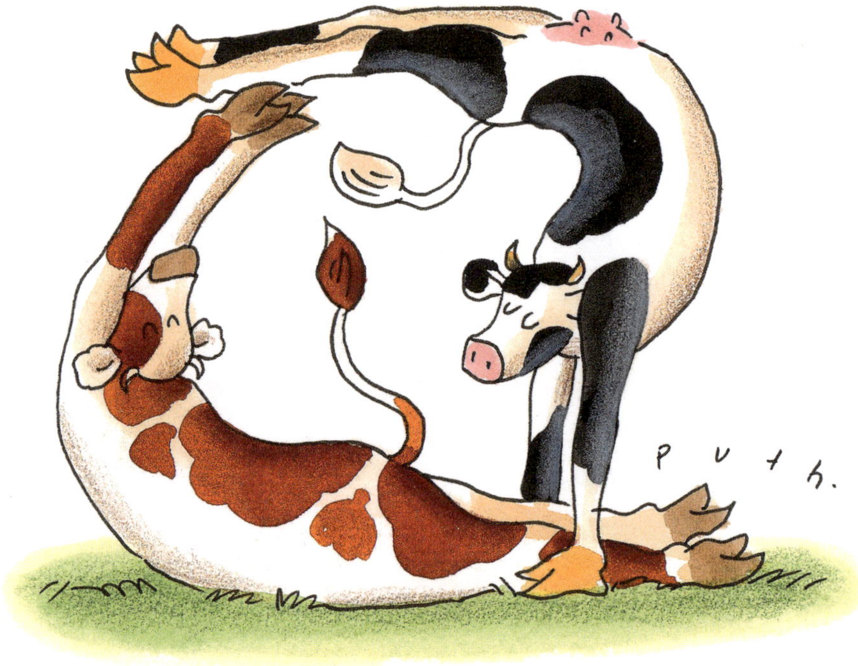

Die Harmonie spüren

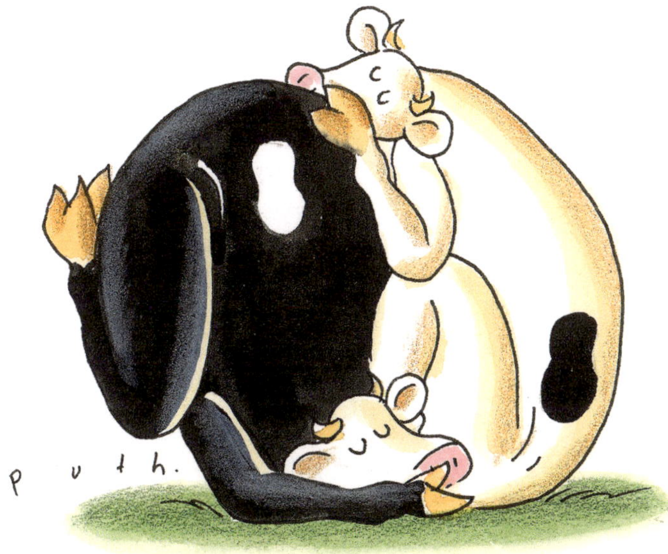

Das Einssein genießen

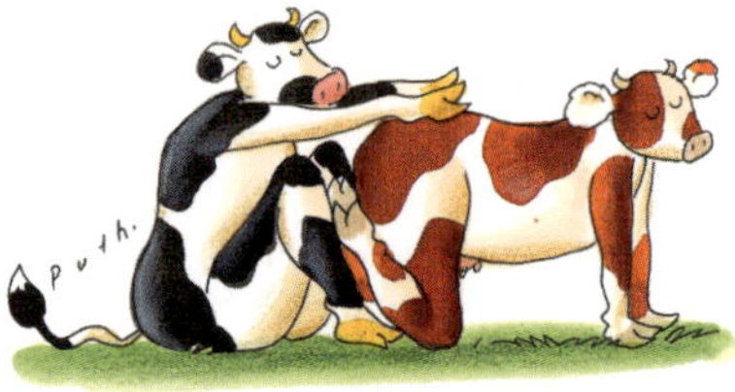
puth.

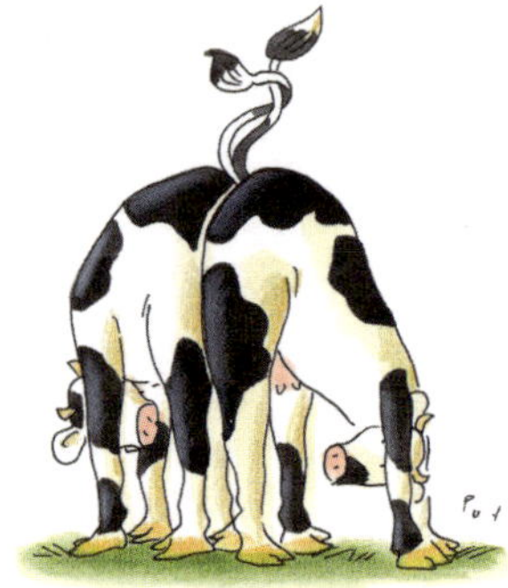
puth.

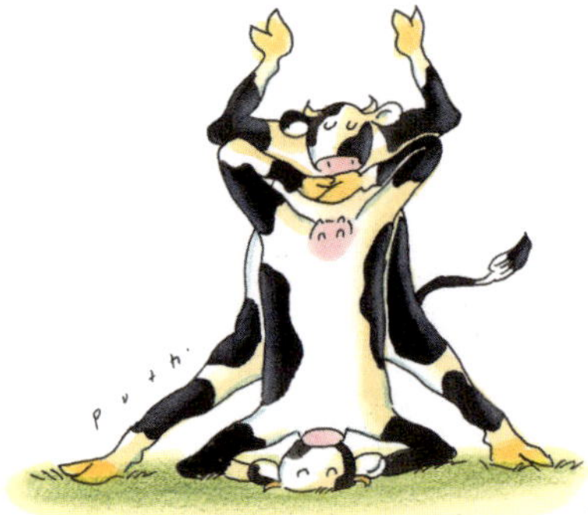
puth.

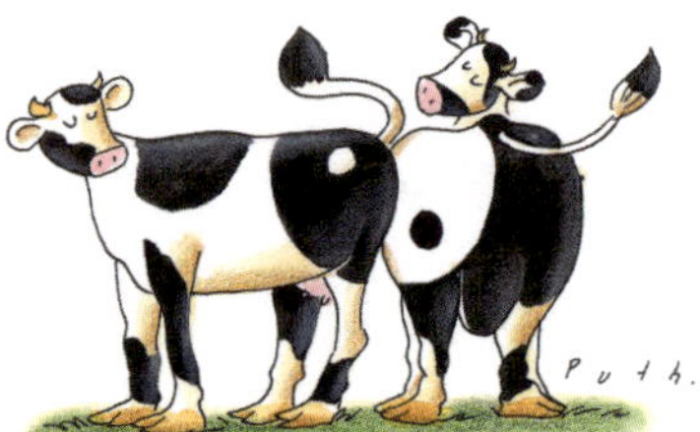
puth.

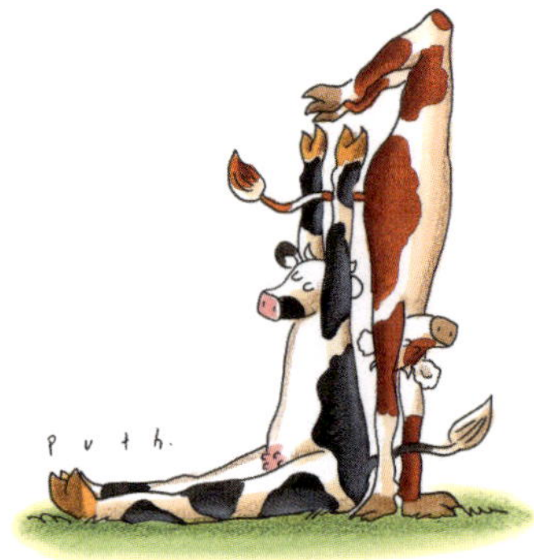
puth.

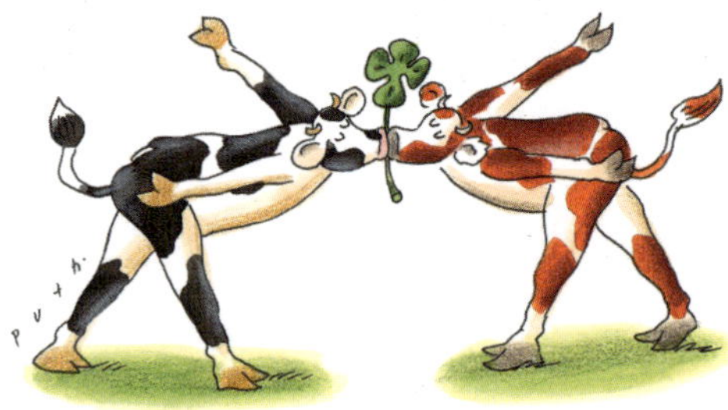
puth.

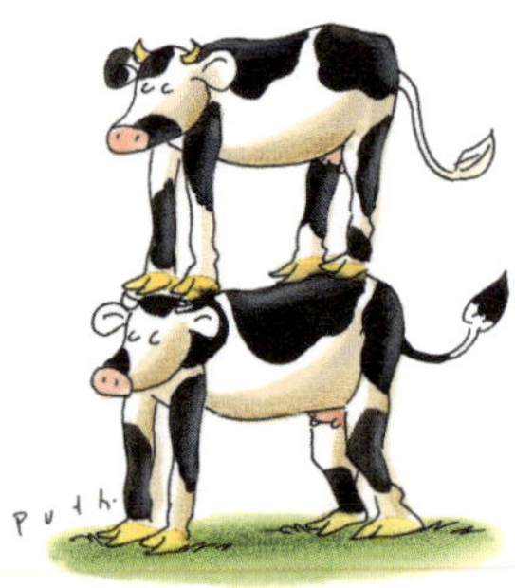
puth.

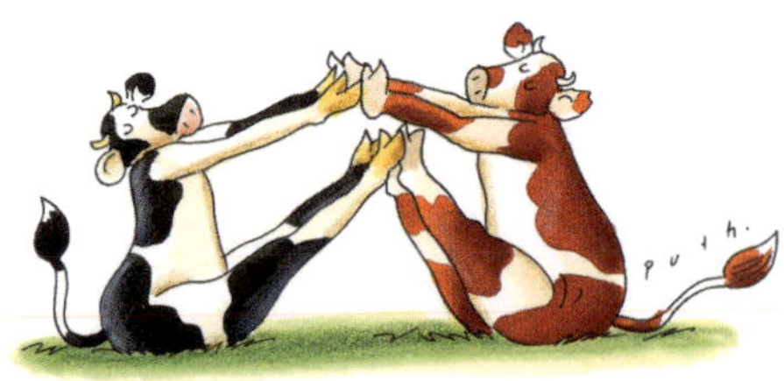
puth.